医学影像研究与应用

主编 蒲 馨 杨 颖 张晓燕

吉林科学技术出版社

图书在版编目（CIP）数据

医学影像研究与应用 / 蒲馨，杨颖，张晓燕主编
. -- 长春：吉林科学技术出版社，2021.7
ISBN 978-7-5578-8353-9

Ⅰ．①医… Ⅱ．①蒲… ②杨… ③张… Ⅲ．①影像诊
断 Ⅳ．①R445

中国版本图书馆 CIP 数据核字(2021)第 127706 号

医学影像研究与应用

主　　编　蒲　馨　杨　颖　张晓燕
出 版 人　宛　霞
责任编辑　刘健民
封面设计　长春美印图文设计有限公司
制　　版　长春美印图文设计有限公司
幅面尺寸　185mm×260mm
字　　数　310 千字
印　　张　13.5
印　　数　1—1500 册
版　　次　2021 年 7 月第 1 版
印　　次　2022 年 5 月第 2 次印刷

出　　版　吉林科学技术出版社
发　　行　吉林科学技术出版社
地　　址　长春市净月区福祉大路 5788 号
邮　　编　130118
发行部电话/传真　0431-81629529 81629530 81629531
　　　　　　　　　　　81629532 81629533 81629534
储运部电话　0431-86059116
编辑部电话　0431-81629518
印　　刷　保定市铭泰达印刷有限公司

书　　号　ISBN 978-7-5578-8353-9
定　　价　60.00 元

前　言

近年来，随着计算机等工程技术和自然科学理论的渗透及技术交叉，促使医学影像学这一新兴学科得以飞速发展，新技术、新设备的不断涌现，使得医学影像学在临床应用中总结了大量丰富的诊疗经验。为了适应现代医学影像学的飞速发展，也为了与其他临床医师交流经验，我们组织了一批具有丰富经验的临床医师，将自己的临床经验进行梳理、总结，编写了本书。

本书根据不同的影像检查方式分篇，集所有影像学检查技术为一体，描述医学影像学的表现特征，便于年轻的医学学者灵活掌握并指导临床实践。从基础入手，提纲挈领，删繁就简，涵盖整个医学影像学的内容，这是该书的最基本特点。

全书由多位影像学专家在总结自身临床经验并参考大量国内外相关文献的基础上精心编撰而成，在此，特别感谢编者们做出的巨大努力。由于编写经验不足，加之编写时间有限，书中如有遗漏之处，敬请广大读者提出宝贵的修改建议，以期再版时修正完善！

目　录

CT 篇

MRI 篇

CT 篇

第一章 CT 成像技术

第一节 CT 的构成及发展

一、基本结构及功能

(一)硬件结构

CT 扫描成像系统主要由硬件结构和软件结构两大部分组成。其硬件结构又由采样系统和图像处理系统两大部分组成。采样系统由扫描机架、X 射线管、X 射线发生器、准直器、探测器、对数放大器、模数转换器(A/D)、接口电路等组成。图像处理系统由电子计算机、磁盘机(包括硬盘机、软盘机、光盘等)、磁带机、数模转换器(D/A)、图像显示器、多幅照相机、接口电路等组成。整个系统由中央处理机系统控制器操纵,加上检查床便构成一台完整的 CT 机。

1.扫描机架系统

扫描机架是中心设有扫描孔的机械结构。其内部由固定(机架部分)和转动两大部分组成,前者有旋转控制和驱动,滑环系统的碳刷、冷却系统、机架倾斜和层面指示等。后者主要包括 X 射线管、探测器、准直器、采样控制部件、X 射线发生器和逆变器、低压滑环等。扫描机架还可根据诊断的需要进行±20°或±30°等的倾斜。

2.X 射线管

X 射线管是产生 X 射线的器件,一般由阴极、阳极和真空玻璃管(或金属管)组成。CT 机上使用的 X 射线管与一般 X 射线机上使用的 X 射线管结构基本相同,也有固定阳极 X 射线管和旋转阳极 X 射线管两种。安装时固定阳极管的长轴与探测器平行,旋转阳极 X 射线管的长轴则与探测器垂直。

固定阳极 X 射线管主要用于第一、第二代 CT 机中,由于第一、第二代 CT 机的扫描方式是直线平移加旋转,扫描时间长,产热多,故需采用油冷或水冷方式强制冷却管球。X 射线管两端电压和管电流要求稳恒,以确保采样数据准确。

旋转阳极 X 射线管主要用在第三、第四代 CT 机上。由于扫描时间短,要求管电流较大,一般为 $100\sim600\text{mA}$,分连续发射和脉冲发射两种,也采用油冷方式。焦点大小约为 1mm^2,高速旋转阳极管焦点小,约为 0.6mm^2。螺纹轴承阳极靶在自身和机架双重高速旋转下能保持最佳的稳定性,螺纹轴承中空,冷却油进入阳极靶核心而形成"透心凉"直接油冷技术,液态金属润滑,延长球管使用寿命。

目前对球管焦点的控制技术归纳起来有以下几种控制方法:

其一是采用动态双焦点技术设计,基本原理是 X 射线管的阴极采用两组相同的灯丝,在曝光前进行选择,曝光时交替使用,变换速率约为 1.0 毫秒。

其二是球管外的偏转线圈产生磁场偏转真空腔内带负电的电子流,在曝光过程中对焦点进行调整——飞焦点(FFS),再由积分电路控制电子流在真空的投影方向,在曝光过程中进行控制,导致电子的瞬时偏移,使高压发生时电子的撞击分别落在阳极靶面的不同位置上。

其三是电子束控金属球管的阳极能够得到直接冷却,所有的旋转轴承位于金属真空部件外。其原理结构类似于一个缩小的电子束 CT,球管中的电子束由电磁场调控偏转,即飞焦点技术。阳极直接冷却的冷却率达到 4.7MHU/min,不再有阳极的热积累,所以不再需要阳极热容量。事实上,其阳极热容量接近于 0MHU。即使在最大负荷条件下,电子束控金属球管仍可以在 20 秒以内冷却下来,比进行下一次扫描或为下一个受检者定位准备所需要的时间少得多。即使在更高的旋转速度下仍能保证更长的球管寿命,这一设计为提高机架旋转速度同时降低运营成本奠定了基础。

3.X 射线发生器

在滑环技术出现之前,高压发生器独立于机架系统,发生器与 X 射线管之间的电信号联系由高压电缆完成。当 X 射线管绕人体旋转时,电缆也一起折曲、缠绕,使扫描速度受到限制,且容易出现电路及机械故障。采用滑环技术的螺旋 CT 机,克服了上述缺陷,特别是现在采用高频逆变高压发生器,输出波形平稳,体积小,重量轻,可将高压发生器安装在扫描机架内,使扫描系统更加紧凑化。

X 射线发生器的功率目前高档 CT 机一般在 50~100kW,中档 CT 机一般在 35~45kW,低档 CT 机一般在 20~30kW。

CT 机的管电压一般在 80~140kV 可调。

CT 机对高压的稳定性要求很高。因为高压值的变化直接反映 X 射线能量的变化,而 X 射线能量与吸收值的关系极为敏感(在光电效应区域,吸收值与能量的三次方成正比),是决定人体组织对 X 射线衰减系数 μ 的关键值。因此,在 CT 的高压系统中均需采用高精度的反馈稳压措施。

4.冷却系统

CT 的冷却系统一般有水冷却、空气冷却和水、气冷三种,各个公司在各种型号的 CT 机中分别采用其中的一种,并且这三种冷却系统各有优缺点。如水冷效果最好,但是装置复杂、结构庞大,需一定的安装空间和经常性维护;气冷效果最差,其他一些方面也正好与水冷相反;而水、气冷则介于两者之间,目前新型的 CT 机多采用这种冷却方式。

5.探测器

探测器的功能是探测 X 射线的辐射强度,CT 扫描时,透过人体的 X 射线被探测器接收,它将接收到的 X 射线能量按其强度比例转换为可供记录的电信号。探测器的种类很多,根据 X 射线通过一定物质所产生的效应,目前,CT 中常用的两种基本类型的探测器:一种是气体探测器,它收集电离作用产生的电子和离子,记录由它们的电荷所产生的电压信号。气体探测器主要有电离室、正比计数器和盖革计数器等。另一种是固体探测器,它包括半导体探测器和闪烁探测器。它利用光电倍增管收集射线通过某些发光材料所激发的荧光,经放大转变为电信号并加以接收。下面仅对两种探测器的基本原理进行简介。

(1)气体探测器:所有的气体探测器都是收集在气体中产生的电离电荷记录辐射强度的,均具有类似的结构,即在充有一定压力气体的密封容器中,置有一根金属丝或金属棒、金属板作为探测器的正极,容器壁则作为负极(图 1-1-1)。

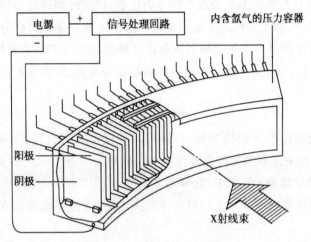

图 1-1-1　气体探测器的结构

(2)固体探测器:我们以常用的闪烁探测器为例,对其工作原理进行简单的介绍。闪烁探测器是利用射线能使某些物质闪烁发光的特性来探测射线的装置。由于此种探测器的探测效率高,分辨时间短,既能探测带电粒子,又能探测中性粒子,既能探测粒子的强度,又能测量它们的能量,鉴别它们的性质,所以,闪烁探测器在 CT 扫描机中也得到了广泛应用。

光电倍增管是一种将微弱的光成比例地转换为较大电脉冲的一种器件。它由光电阴极、倍增极(二次发射极)和阳极构成(图 1-1-2)。

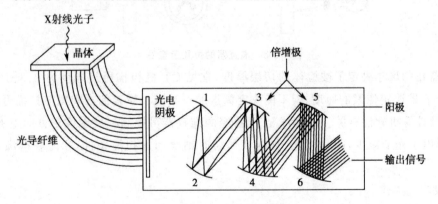

图 1-1-2　光电倍增管

光电阴极是实现光能→电能转换的地方。它的好坏直接影响光电倍增管的灵敏度。倍增极的作用是使电子增加,每级倍增极可使电子数增加 6~12 倍,倍增极可达十级以上。总的放大倍数可高达 10^6~10^7。经增加后的电子打在阳极上,由阳极收集并在输出电阻上产生输出脉冲信号。

综上所述,CT扫描机内的X射线探测器的基本功能是接收X射线辐射并将其转换为可供记录的电信号,即测量出80～150kV阳极电压的X射线经被检体后的透出量,并把它按强度比例化为电气信号。要达此目的,则探测器作为一种成像介质,必须要具有转换效率、响应时间、动态范围、稳定性等特性;转换效率指探测器将X射线光子俘获、吸收和转换成电信号的能力;响应时间指两次X射线照射之间探测器能够工作的间隔时间;动态范围指在线性范围内接收到的最大信号与能探测到的最小信号的比值;稳定性指探测器响应的前后一致性,如果探测器的稳定性较差,则CT机必须频繁地校准来保证信号输出的稳定。

目前CT机所用探测器多以稀土陶瓷或超高速稀土陶瓷(UFC)为材料制作,稳定性好、光电反应时间快、余辉效应小,光电转换率是钨酸镉晶体的两倍,X射线利用率可达99%,使CT图像质量大大提高。

6.准直器

X射线管侧准直器位于X射线管窗口的前方,可遮挡无用射线,大幅度地减少散射线的干扰,严格限制X射线束的扇角宽度和厚度。输出的扇形X射线束与探测器阵列的中心精确准直。在非螺旋和单层螺旋CT机中,此扇形X射线束的厚度决定扫描层的厚度。在多层螺旋CT机中扫描层厚是由探测器单元的组合方式决定的,准直器准直的X射线束厚度与探测器有效宽度相匹配。

在CT扫描机中准直器分为两种:一种是X射线管侧准直器;另一种是探测器侧准直器。这两个准直器必须精确地对准,如图1-1-3所示。

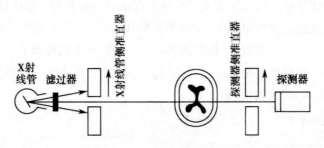

图1-1-3　准直器的位置示意图

准直器孔的尺寸决定了被检体的切层厚度,常见CT机扫描所得厚度为2、3、5、8、10和13mm。准直器决定像素的厚度,但不能决定像素的长和宽。像素的长和宽与扫描野的尺寸、采样间隔及计算机软件有关。通常情况下,狭窄的准直器可提高三维图像正方向上的空间分辨力,然而由于光子减少,噪声增大,如要切薄层时则要增加扫描条件,才能获得满意的CT图像。

7.滤过器

CT扫描机中滤过器的功能是:①吸收低能X射线(软射线),优化射线的能谱,减少受检者的X射线剂量,而这些低能X射线也无益于CT图像的探测。②使X射线通过滤过器后,X射线束变成能量分布均匀的硬射线束。

假如不加滤过器,当X射线通过一个圆形物体后,即使该物体是由单一物质组成的均匀物体,X 射线的衰减也是不一样的(图 1-1-4)。

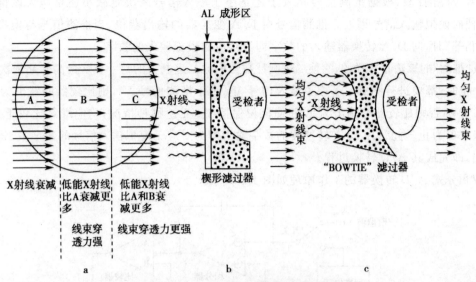

图 1-1-4 X 射线通过圆形物体的衰减

在图 1-1-4a 中,A、B、C 三个区域的 X 射线衰减是不同的。在 A、B 区域内,吸收软射线多而线束硬化,在物体厚度不同的区域吸收软射线的程度不同,厚区吸收软射线多,薄区吸收软射线少,结果在 C 区不均匀。在图 1-1-4b、c 中,加入了楔形滤过器,得到了均匀的 X 射线束。

8.模数转换器(A/D 转换器)

A/D 转换的方法很多,最常用的有以下两种:逐次逼近式 A/D 转换器和双积分式 A/D 转换器。

逐次逼近式 A/D 转换器的原理电路如图 1-1-5 所示。

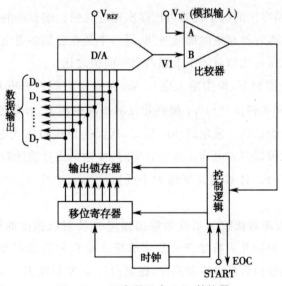

图 1-1-5 逐次逼近式 A/D 转换器

逐次逼近式 A/D 转换器的主要工作原理为:将一待转换的模拟输入信号 V_{IN} 与一个"推测"信号 V_1 相比较,根据推测信号是大于还是小于输入信号来决定减小还是增大该推测信号,以便向模拟输入信号逼近。推测信号由 D/A 变换器的输出获得,当推测信号与模拟输入信号"相等"时,向 D/A 转换器输入的数字即为对应的模拟输入的数字。

其"推测"的算法是这样的,它使二进制计数器中的二进制数的每一位从最高位起依次置 1。每接一位时,都要进行测试。若模拟输入信号 V_{IN} 小于推测信号 V_1,则比较器的输出为 0,并使该位置 0;否则比较器的输出为 1,并使该位保持 1。无论哪种情况,均应继续比较下一位,直到最末位为止。此时在 D/A 转换器的数字输入即为对应于模拟输入信号的数字量,将此数字输出,即完成其 A/D 转换过程。

双积分式 A/D 转换器的工作原理如图 1-1-6 所示。

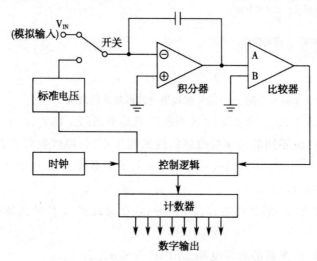

图 1-1-6 双积分式 A/D 转换器工作原理

双积分式 A/D 转换方法的抗干扰能力比逐次逼近式强。该方法的基础是测量两个时间:一个是模拟输入电压向电容器充电的固定时间;另一个是在已知参考电压下放电所需的时间。模拟输入电压与参考电压的比值就等于上述两个时间值之比。

在"转换开始"信号控制下,模拟输入电压 V_{IN} 在固定时间内充电几个时钟脉冲,时间一到,控制逻辑就把模拟开关转换到与 V_{IN} 极性相反的基准电源上,开始使电容器放电。放电期间计数器计数脉冲的多少反映了放电时间的长短,从而决定模拟输入电压的大小。输入电压大则放电时间长。当比较器判定电容器放电完毕时,便输出信号使计数器停止计数,并由控制逻辑发出"转换结束"信号。计数器计算值大小反映了输入电压 V_{IN} 在固定积分时间内的平均值。

在 CT 扫描机中,探测器接收 X 射线后输出相应的 X 射线强度的模拟信息,此信息必须被转换为能被数字电路识别并进行处理的数字信号。A/D 转换器就是实现模拟信号到数字信号的转换。对探测器模拟信息采样并积分,探测器接受 X 射线强度不同,积分结果也不同。A/D 转换是 CT 机数据采集系统(DAS)的主要组成部分,它把数字化后的数据传送到数据总线,通过数据缓冲板逐一缓冲后传送至阵列处理机。同时,还把参考探测器的信号译码后送到主控计算机。

9.计算机系统：主控计算机和阵列处理计算机

在第三代以上的各代 CT 机中，其计算机系统一般由主控计算机和阵列处理计算机（AP）两部分组成。主控计算机一般采用通用小型计算机或微型计算机，它是中央处理系统，除提供 DAS、AP、DISK、MTU、LP 等以及机架和高压系统的微处理器间的输入输出的连接外，还通过其中央处理器（CPU）和存储器完成执行以下功能：

（1）控制和监视扫描过程，并将扫描输入数据（投影值）送入存储器。

（2）CT 值的校正和输入数据的扩展，即进行插值处理。

（3）控制 CT 扫描等信息的传送-数据管理。

（4）图像重建的程序控制。

（5）故障诊断及分析等。

在 CT 机中，AP 在主控计算机的控制下接收由 DAS 或磁盘送来的数据，进行运算后再送给主控计算机，然后由终端进行显示。它与主控计算机是并行工作的，在 AP 工作时，主机可执行自己的运算，而当 AP 把运算的数据送给主机时，它暂停自己的运算，而处理 AP 交给的工作。目前大多数 CT 机都使用专门的图像重建计算机来完成这项工作。

10.磁盘机

硬磁盘机的主要功能是存储操作系统软件及诊断软件，并将从数据采集系统（DAS）收集来的扫描数据先储存于它的缓冲区域，以完成一次完整的扫描。这些数据经过处理后，则存入磁盘的图像存储区。此外，从光盘存取图像时，通过硬盘作为中介。通常软盘机的功能是保存操作系统软件、故障诊断软件和受检者扫描图像资料等。

硬盘是 CT 设备中和图像工作站保存信息资源的重要外部存储设备，作用是储存 CT 机运行时需要的系统文件、图像数据等。它主要由碟片、磁头、磁头臂、磁头臂伺服定位系统和底层电路板、数据保护系统以及接口等组成。硬盘的技术指标主要围绕在盘片大小、盘片多少、单碟容量、磁盘转速、磁头技术、伺服定位系统、接口、二级缓存、噪音等参数的研究。

现代的 CT 机多采用光盘存储图像或操作系统软件，光盘又分为只读和可读写光盘两种。其尺寸多为 5.25 英寸，采用激光头进行读写操作，激光头在读写时，将表面凹凸不平的小坑转换成计算机可识别的信号，其表面的凹和凸分别代表计算机可识别的信号 0 和 1，最终重建成 CT 图像显示在监视器上或复制在磁盘上。

11.激光照相机

目前，激光型多幅照相机广泛应用于 CT、MR、DSA、CR 和 DR 等成像设备中，根据需要设计格式而进行多幅照相，获得 CT 或 MR 片等。

12.操作台

CT 扫描机的操作台的作用是用来输入扫描参数、控制扫描、显示和储存图像、系统故障的诊断等。CT 扫描机的大部分功能均由操作台来实施，主要由两部分构成：

（1）视频显示系统：该系统由字符显示器及调节器、视频控制器、视频接口和键盘组成。其主要功能是实现人机对话、控制图像操作、输入和修改受检者数据。产生输送至视频系统的视像信号，传送视频系统和显示系统处理器之间的数据和指令。建立计算机与视频系统之间的指令和数据通道。

（2）磁盘系统：磁盘系统常装在操作台上，用来储存和提取图像信息，也可应用诊断磁盘来进行故障的诊断。

13.CT 扫描检查床

CT 扫描检查床可上下运动，以方便受检者上下，同时 CT 扫描检查床还能纵向移动，扫描检查床的移动精度要求高，绝对误差不允许超过±0.25mm。

有的 CT 机在检查床上配有冠状位头托架，可对头部进行冠状位扫描，如鞍区病变的检查；配有坐位架，可进行胸部、腹部、肾脏等器官的纵向扫描；配有腰部扫描垫，可使腰骶椎扫描检查的定位更加准确。

14.工作站

工作站早期称独立诊断台。其主要功能是进行图像的后处理，实际上它就是一台高配置的计算机，装有各种图像后处理专用软件。通常通过网络系统从主控制台获得图像数据，再进行后处理、诊断、存储、传输和拷贝。工作站硬件的档次决定其性能，软件的优劣决定其实现的功能。

（二）软件结构

目前，CT 扫描机的软件可分为基本功能软件和特殊功能软件两大类。

1.基本功能软件

基本功能软件是各型 CT 机均具备的扫描功能、诊断功能、照相和图像储存功能、图像处理功能、故障诊断功能等的软件。各功能软件采用模块化设计，相对独立，它们之间的关系协调及调用由一个管理程序来完成。这些独立的软件包括预校正、平片扫描、轴位扫描、图像处理、故障诊断、外设传送等。

常用的基本功能软件有：

（1）校正预热程序：在 CT 中存有一组各项性能指标的标准值，每天开机后首先要对某些性能指标进行校正（自动），以保证 CT 机各部分能正常工作及影像质量。X 射线管为高压器件，为了防止冷高压对 X 射线管的损伤，以及 X 射线量输出准确，当停机间隔时间较长，还应对 X 射线管进行预热，通常要求温度达到 10% 以上时才能正常工作。

（2）受检者情报登记程序：为了便于管理，每个受检者的扫描资料均建立为一个文件，扫描前要对受检者的相关资料进行登记，包括编号、姓名、年龄等资料。

（3）CT 扫描程序：根据解剖部位不同，扫描程序有各种不同的模式，如头、胸部、体部及脊柱等，不同模式的扫描参数及图像重建的计算方法预先已设定好，一般不需做重新设置，可直接进入相应的扫描程序即可完成扫描。现代 CT 系统具有很好的人机对话功能，可以根据需要随时修改各个部位扫描程序中的参数、扫描方式及图像重建计算方法等项内容。如有必要，操作员只需进入相应的子程序功能模块，可以非常方便地完成修改任务。根据扫描方式又可分为定位扫描和轴位扫描，轴位扫描是 CT 扫描的常规方式。

（4）测量分析程序：主要功能是测量兴趣区 CT 值、病灶大小等。

（5）多层面重建程序：在轴位图像的基础上，可进行矢状面、冠状面及斜矢状面等多平面重建，有利于观察病灶与周围解剖结构的关系。

2.特殊功能软件

目前,特殊功能软件多种多样,而且在不断增加,其不断的改进和更新取代了扫描方式的发展,成为当今 CT 发展的重要标志。

常用的特殊功能软件主要包括:

(1)动态扫描:其功能是通过动态扫描获得组织内造影剂的时间密度曲线,用作动态研究,从而可提供更多的诊断和鉴别诊断的信息。

(2)快速连续扫描:其功能是在选取了必要的扫描技术参数后,整个扫描过程自动逐层进行,直到全部预置的扫描结束后,再逐一处理和显示图像。

(3)定位扫描:其功能是可准确地标定出欲扫描的区域和范围等。

(4)目标扫描:其功能是仅对感兴趣区的层面实施扫描,而对其感兴趣区以外的层面,则采取较大的层厚、层距,或间隔扫描。

(5)平滑过滤:其功能是使所有相邻的不同组织界面得到平滑过滤,产生平均的 CT 值,有效地提高相邻区域间的对比。

(6)三维图像重建:其功能是在薄层连续重叠扫描的基础上可重建出三维立体图像,常简称为 3D-CT,较常规二维 CT 有更高的定位价值。

(7)高分辨力 CT(HRCT):其主要功能是对肺部弥散性间质性病变以及结节病变的检查。

(8)定量骨密度测定:其功能是可对骨矿物质含量进行定量测定,为老年病学的重点研究课题之一,它可定量测定腰椎的骨小梁和皮质骨的三维单位体积内骨矿物含量(mg/cm^2)。其方法较多,如单光子吸收法和双光子吸收法等。单光子定量测量精度好,通常用于临床诊断及随诊;双光子定量测量可消除脂肪对测量值的影响,准确度高,多用于科研工作中。

二、CT 的分代与发展

(一)第一代 CT

豪恩斯菲尔德的实验机被称为第一代 CT,扫描方式为平移-旋转式,X 线束为笔形线束,球管和探测器形成一对系统,扫描时球管和探测器同时做平行移动,通过多次平移、旋转、扫描,才能获得一幅图像,一个层面的扫描时间常达数十分钟,而且扫描孔径小,仅能做颅脑扫描。问世不久就发展成第二代。

(二)第二代 CT

扫描方式同第一代,只是 X 线束改为窄扇形,覆盖范围增大,对侧的探测器增加至数十个,扫描时间缩短至几十秒,但也仅能进行颅脑扫描。上述两代 CT 称为头颅 CT,随着全身 CT 的出现,很快被淘汰。

(三)第三代 CT

扫描方式为旋转-旋转式,完全不同于前两代,X 线束改为宽扇形,覆盖范围进一步增大,探测器增至数百个甚至上千个,排列成弧形,与 X 线管固定在同一个旋转机架上,位置与 X 线管相对应,形成"X 线管-(机架孔)-探测器"一体系统。扫描时该系统一起沿环状机架行圆周运动,边旋转边扫描。

这种扫描方式的不足是扫描过程中需要对每一个相邻探测器的灵敏度差异进行校正，否则由于同步旋转的扫描运动会产生环形伪影。所谓的旋转-旋转方式是X线管做360°旋转扫描后，X线管和探测器系统仍需反向回到初始扫描位置，再做第二次扫描。第三代CT机是临床应用相当广泛的一种CT机。

（四）第四代CT

扫描方式同第三代，但探测器改为圆周排列，固定在一个环状机架上，不与X线管形成一体系统，扫描时仅X线管运动，探测器不动。图像质量、扫描速度与相同档次的第三代CT一样，同样可以应用集电环技术。

第四代CT机的探测器可获得多个方向的投影数据，故能较好地克服环形伪影。但随着第三代CT机探测器稳定性的提高，并在软件上采用了相应的措施后，鉴于第四代CT机探测器数量多成本高，且在扫描中并不能得到充分利用，第四代CT机相对于第三代CT机来说已无明显的优势。目前第四代CT机已停止生产。

（五）第五代CT

第五代CT机又称超高速CT（UFCT）或电子束CT（EBCT），结构与前几代CT机的显著不同是无须机械运动，代替它的是"磁偏转系统"。最大的差别是X线发射部分不是旋转阳极X线管，而是由电子枪、聚焦线圈、偏转线圈和真空中的4个平行半圆形钨靶构成的电子束X线管。扫描时电子枪发射的电子束，沿X线管轴向加速，电磁线圈将电子束聚焦，并利用磁场使电子束瞬时偏转，分别轰击4个靶环。扫描时间为30ms、50ms和100ms。864个探测器排列成两排216°的环形，一次扫描可得两层图像，且由于一次扫描分别轰击4个靶面，所以一次扫描总计可得8个层面。

第五代CT机最大优势就是其超短的扫描速度，达毫秒级，除了传统CT的成像特点外，适合进行心脏的扫描，可获得不同心动周期的清晰图像，不仅能对心脏形态学的改变进行诊断，而且可以测定心脏功能，还对冠状动脉壁的钙化进行量的测定以推断其狭窄程度。缺点是X线源平面与检测器平面不重合，图像的空间分辨力和对比分辨力及信噪比均不如常规螺旋CT，此外，其体积大且成本高（2倍于螺旋CT）。近年随着16层乃至64层以上多层螺旋CT的兴起，电子束CT在心血管成像方面的优势已不存在。2004年，全球生产120台后逐步淘汰，我国装机7台，至今均废弃不用。

（六）"代"与CT机评价的关系

CT的分代是一种不严格的划分方法，它仅以问世的时间先后划分，它们之间的区分是以X线束的形态、探测器的多少与排列、X线管与探测器之间的运动关系以及X线的产生方式为基础，这种划分并不能完全代表CT机的先进程度。无疑，第一、二代CT是较落后的机器，图像质量差，扫描时间长且仅能做颅脑检查，目前都已淘汰。由于成本和其他因素，第四代CT已经停产多年。第五代CT因应用范围较窄且价格高昂，已停止生产。当前商用CT机几乎均属第三代CT，主要从图像质量、扫描速度、扫描效率、图像后处理等几方面进行机器性能的评估，与CT的代无关。

三、螺旋 CT

螺旋 CT 是 CT 发展史上的一个里程碑。螺旋扫描的概念首次出现在 1987 年的专利文献上,1989 年北美放射学年会上 Kalender 发表了关于螺旋 CT 物理性能和临床方面研究的论文。随着多排螺旋 CT 的诞生,为便于区别,又根据探测器结构的不同分为单排螺旋 CT 和多排螺旋 CT。螺旋 CT 在临床应用上拥有非螺旋 CT 所无法比拟的优势。

(一)单排螺旋 CT

螺旋 CT 扫描的基础是集电环技术,去除了 X 线管和机架之间连接的电缆,X 线管-探测器系统做单向连续旋转,扫描的过程大大加快。扫描时检查床同时单向匀速移动,X 线管焦点围绕受检者旋转的运行轨迹形成一个类似螺旋管,故称螺旋扫描。同时 X 线连续曝射、探测器连续采集数据,所采集的不是一个层面的数据,而是一个器官或部位的扫描数据,因而这种扫描方法又称容积扫描。容积扫描将非螺旋 CT 的数据二维采集发展为三维采集,为数据的后处理带来更大的灵活性,扫描完毕后可根据需要做不同层厚和间隔的图像重建。

螺旋扫描和非螺旋扫描最大的不同是数据的采集方式,即容积采集数据。非螺旋扫描经过 360°旋转,采集到的是一层完全平面的扫描数据,可利用平面投影数据由计算机重建成像。螺旋扫描呈螺旋运行轨迹,焦点轨迹的路径不形成一个平面,采集的是一个非平面的扫描数据。

螺旋扫描的成像平面并不是真正垂直于受检者的身体长轴,对扫描得到的原始数据不能直接采用反投影的方法进行重建。为此需要先从螺旋扫描数据中合成平面数据,这种预处理步骤称为 Z 轴插值法,即螺旋扫描数据段的任一点,可以采用相邻两点扫描数据进行插值,再通过卷积和反投影等算法重建出平面图像。螺旋扫描比非螺旋扫描的重建过程增加了一个中间步骤——数据插值,而其他重建处理步骤是相同的。多层 CT 在单层螺旋扫描线性内插的基础上,有更为复杂的重建算法。

(二)多排螺旋 CT

四十多年来,CT 的发展一直围绕如何协调和解决扫描速度、图像质量、单次连续扫描覆盖范围三个相互制约的因素。直至发展到多层螺旋 CT,速度、分辨力、覆盖范围三者终于得到了完美结合。

多排螺旋 CT(MSCT)X 线管旋转一周可获得多个层面的图像,是目前 CT 机的发展热点。多排螺旋 CT 的基础是多排探测器技术。1998 年 RSNA 年会上推出 4 层螺旋 CT,一次扫描旋转过程能同时获得 4 个层面投影数据,明显减少了获得容积数据时间,并大大提高了 Z 轴方向的空间分辨力,同时能进行 0.5 秒以下的快速扫描,对 CT 扫描方式做了重大革新,更重要的是发展了一个能对巨大容积数据进行处理的图像重建系统。此后在短短的几年中,16 排、32 排、64 排等螺旋 CT 相继进入临床应用。多层螺旋 CT 在探测器结构和数据处理系统两方面做了根本性的改进,这是与单排螺旋 CT 最主要的区别。

单排螺旋 CT 在 Z 轴方向只有一排探测器。多排螺旋 CT 采用了二维探测器结构,即探测器沿 Z 轴扩展,使探测器不仅有横向排列,而且有纵向排列。探测器 Z 轴排列有 4～64 排或更多,探测器总数等于每排数目×总排数。不同厂家的探测器排数和排列方式有所不同,一般分为等宽和不等宽排列两种。在64排及以上的多排CT中,基本上都是采用等宽的宽体探测器。在64排以下,尤其是16排CT,有很多厂家采用了不等宽排列。

不同排列组合的探测器阵列各有利弊。等宽型探测器的层厚组合较为灵活,但外周的探测器只能组合成一个宽探测器阵列使用,并且由于Z轴方向探测器比较小,因而探测器间隙过多,会造成射线的利用率下降。不等宽型探测器的优点是在使用宽层厚时,探测器之间总的间隙较少,射线的利用率较高,缺点是层厚组合不如等宽型探测器灵活。

多排螺旋CT的探测器向宽体、薄层的方向发展,宽体指探测器组合的Z轴覆盖宽度,决定了每360°扫描覆盖范围;薄层是指每一单列(排)探测器的物理采集层厚,决定了图像空间分辨力。单排CT的Z轴覆盖宽度只有10mm,探测器最薄物理采集层厚1mm。多排螺旋CT探测器每一单列的最薄物理采集层厚达到0.5mm,Z轴覆盖宽度在16排CT达20~32mm,64排CT达到40mm,320排CT可到160mm。覆盖范围的增大和层厚的减薄能在提高扫描速度的同时得到更佳的空间分辨力。更高的分辨力对临床应用中的内耳、冠脉细小分支、冠脉支架等的精细显示具有重要意义。但一个重要的事实是,探测器的最薄物理层厚已达0.5mm,在未来的发展中再提升的空间十分有限,而探测器的宽度仍有较大发展空间。

关于"多层"和"多排"两个不同的概念,"多层"是指X线管旋转一周能获得多层图像,"多排"是指探测器的Z轴方向的物理排列数目。尽管CT机型号是依照旋转一圈能最多采集的层数命名,但多层CT螺旋问世以来,就存在两种名称:一种着眼于轴位扫描时,X线管围绕人体旋转一圈能同时得到独立的多幅断面图像,称为 Multi Slice CT(MSCT),中文称多层(螺旋)CT;另一种是着眼于Z轴方向的多排探测器的排列,称为 Multi Detector Row CT(MDCT),中文称多排(螺旋)CT。

第二节　CT 成像原理

一、基本原理

当X射线通过人体时,其强度依受检层面组织、器官和病变等的密度(原子序数)的不同,而产生相应的吸收衰减,此过程即X射线通过人体时其能量的吸收减弱过程。探测器收集上述衰减后的X射线信号(X射线光子)时,借闪烁晶体(或氙气电离室)、光导管和光电倍增管的作用,将看不见的X射线光子转变为可见光线(闪烁晶体的作用),再将光线集中(光导管的作用),然后由光电倍增管将光线转变为电信号并加以放大。借助模拟/数字(A/D)转换器将输入的电信号转变为相应的数字信号后,由计算机处理重建一幅横向断层的图像。这是一幅由各像素的吸收系数排列成的图像,所以完全可以排除上下重叠影像的影响,使图像的细微结构显示清楚。

如前所述,X射线穿过人体某一部位时,不同密度的组织对X射线的吸收量是不同的,密度越高吸收 X 射线越多,探测器接收到的信号就越弱,反之,组织密度越低,吸收 X 射线量越少,探测器接收到的信号便越强。由物理学的吸收定律(或称朗伯定律)可知,当 X 射线穿过任何物质时,其能量与物质的原子相互作用而减弱,减弱的程度与物质的厚度和组成成分或吸收系数有关,其规律可用下列公式表示(图 1-2-1)。

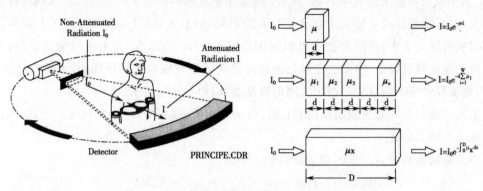

图 1-2-1　线衰减系数 μ 的定义

由上述可知,当能量为 E 的单能射线穿过厚度为 d 的物体后,射线强度 I_0 衰减为 I。对于任一能量射线衰减系数为 $\mu(E)$,则衰减后射线强度 I 可记作:

$$I = I_0 e^{-\mu d}$$

式中:

I_0——入射 X 射线强度;

I——通过物体吸收后的 X 射线强度;

d——物体的厚度;

μ——物体的线衰减系数。

将上式中 μ 移到等号左边,并取对数,得 $\ln I/I_0 = -\mu d$ 或 $\mu = (1/d)\ln(I_0/I)$。

二、若干基本概念

(一)X 线的衰减及衰减系数

X 线穿透物体时会发生衰减,而 CT 成像的基础就是利用不同密度的物质结构衰减量的差异特性进行成像。这种差异是源于其 X 线衰减系数不同,X 线通过物体的衰减遵循以下指数衰减定律

$$I = I_0 e^{-\mu d}$$

式中:I 是通过物体以后经过衰减的 X 线强度;I_0 是入射的 X 线强度;d 是物体的厚度;μ 是物体的线性衰减系数,是物体或组织的特性参数。μ 是一个常量,不同的物体、组织有其特定的衰减系数,可以通过测定 I、I_0 和 d 来确定。

(二)CT 值的计算及 A 体各组织的 CT 值

尽管衰减系数是组织的特性参数,但实际使用上相当不便。因此在 CT 应用中提出用 CT 值来反映衰减系数,鉴于豪恩斯菲尔德对 CT 的贡献,CT 值以其名字命名,即豪氏单位(HU)。CT 值反映的是组织密度,其计算式为

$$CT\,值 = \frac{\mu_{物} - \mu_{水}}{\mu_{水}} \times \alpha$$

式中：α代表分度因数，是个常数，在 EMI 分度法中为 500，目前常用的是豪氏分度，分度因数为 1000；$\mu_{物}$为各种不同组织的 X 线衰减系数；$\mu_{水}$为水的衰减系数。

CT 值不仅反映物质的衰减系数，在 CT 图像中还反映不同组织的密度。以水的线性衰减系数作为参照，物质衰减系数大于水者 CT 值为正值，小于水者 CT 值为负值。CT 值为正值者表示组织密度大于水，负值者表示组织密度小于水。CT 值越高，表示组织密度越高；反之越低。由于在物理过程中，物质的密度是由物质对 X 线的衰减系数来体现的，因此在分析 CT 图像时，更能提供诊断信息的是组织之间的密度差异，而不是绝对密度。

由上式可求得不同物质或组织的 CT 值，如水的衰减系数（即 μ 值）为 1，代入公式，可计算出几种标志性的 CT 值。

真空的衰减系数（$\mu_{真空}$）为 0，以 0 计算代入公式，有

$$真空的\,CT\,值 = (0 - 1) \times \alpha = -1000(HU)$$

$$水的\,CT\,值 = (1 - 1) \times \alpha = 0$$

骨皮质的衰减系数（$\mu_{骨}$）约为 2.0，代入公式，有

$$骨的\,CT\,值 = (2 - 1) \times \alpha = 1000(HU)$$

CT 平扫肝门层面图像，区域 ROI 的 CT 值测量平均值为 56.99HU，标准差为 8.2HU，测量 ROI 面积为 2461mm^2。人体不同组织的 CT 值见表 1-2-1。

表 1-2-1　人体不同组织的 CT 值

（HU）

组织	CT 值
空气（近似真空）	-1000
脂肪	-90 ± 10
水	0
凝固血	80 ± 10
静脉血	55 ± 5
血浆	27 ± 2
渗出液	$>18 \pm 2$
漏出液	$<18 \pm 2$
致密骨	>250
松质骨	130 ± 100
脑灰质	40 ± 10
脑白质	30 ± 10
肌肉	45 ± 5
甲状腺	70 ± 10

组织	CT 值
肝脏	60 ± 10
脾脏	45 ± 10
淋巴结	45 ± 10
胰腺	40 ± 10
肾脏	35 ± 10

CT 值的大小与 X 线的能谱有关,相同物质对较低能谱能量的 X 线吸收强,CT 值会有所增大。因此 CT 扫描一般使用较高的电压值(120～140kVp),高电压的作用是:减小光子能的吸收衰减系数,增加穿透率,使探测器能够接收到较高的光子流,但同时也会降低骨骼和软组织的对比度。例如,在头颅扫描中,一般选用较合适的电压值,这样在减少射线束硬化伪影、增加探测器响应的同时,保证了颅骨和软组织之间有一定的吸收差,这样才能显示出颅骨边缘软组织内的小病灶。由于 CT 值还会受射线能量大小的影响,CT 机中需要采取 CT 值校正程序,以保证 CT 值的准确性。

(三)像素与体素

像素是指构成数字图像矩阵的基本单元,像素大小(或一定图像面积内像素的多少)直接关系到图像的清晰度,也即图像空间分辨力。像素越小,图像分辨力越高,图像越细腻。

由于 X 线束穿过一定厚度的人体,所以 CT 图像实际上是包含一定厚度的人体断层,体素即代表一定厚度的三维体积单元,是具有厚度的像素(三维概念)。

(四)重建矩阵与显示矩阵

矩阵与像素密不可分,两者的关系可以表示为

$$像素大小 = 视野 \div 矩阵$$

由此可见,在一定的视野下,增大矩阵规模可以缩小像素,提高空间分辨力。需注意的是,决定空间分辨力的是重建矩阵。重建矩阵指最初重建视野范围内所使用的矩阵,直接关系到像素大小;显示矩阵是指在原始重建结果基础上为提高显示图像的细腻度而使用的矩阵,它不再增加信息量,即不增加图像的空间分辨力,但会使已有图像的信息显示得更好。简言之,重建矩阵等于重建视野所含像素数目,显示矩阵等于显示器上图像所含像素数量。工作中使用的显示矩阵总是不低于重建矩阵,目前的 CT 机重建矩阵绝大多数使用 512×512,显示矩阵使用 1024×1024。

(五)采集视野与显示视野

视野(FOV)同矩阵一样,也与像素密不可分。

一般 CT 条件下,矩阵是不变的,要改变像素大小,实践中常改变视野,缩小视野可以缩小像素,提高空间分辨力。同样需要注意的是,决定空间分辨力的是采集视野。采集视野即扫描视野,指最初探测器的探测视野,直接关系到像素大小,如保持扫描矩阵一定,缩小扫描视野,将预先设置的感兴趣区作为扫描视野进行扫描,图像空间分辨力将会提高;显示视野是指在原始数据基础上将全部或者一部分数据进行显示,如缩小显示视野,在其视野内只显示部分数

据,并使用与显示全部数据时相同的显示矩阵,显示图像的细腻度将会提高,这与在显示视野中显示全部数据但增大显示矩阵的效果相一致。

上述缩小采集视野的工作方式称为靶扫描,结合薄层扫描可以获得更好的分辨力,有很好的临床使用价值。而缩小显示视野的工作方式称为靶重建,也是常用的一种图像获得方式,其意义在于无须增加曝射量就可以突出显示重点。

(六)原始数据与显示数据

CT 原始数据是指探测器接收到的透过人体后的衰减 X 线信号,经放大与 A/D 转换后输入计算机的数据,即投影数据。原始数据经过计算机进行图像重建处理后,即形成能显示出图像的显示数据,即图像数据。

螺旋 CT 的一个重要特点是可做回顾性重建。由于螺旋 CT 采用容积采集方式,可利用原始数据,通过改变重建间隔、显示视野、滤过函数等参数做各种重建处理来满足诊断的需要。

(七)重建与重组

原始数据经计算机采用特定的算法处理,得到能用于诊断的横断面图像(显示数据),该处理过程称为重建。每秒重建图像数量以及第一幅图像重建时间是衡量 CT 机性能的一个重要指标。

重组是不涉及原始数据处理的一种图像处理方法,如多平面重组、单平面重组等。过去,有关图像重建与重组的概念有些混淆,三维图像处理有时也采用重建一词来描述,实际上 CT 的多平面重组或者单平面重组都是在已有的横断面图像的基础上,经重新组合或构筑而成。由于是使用已重建形成的横断面图像,因此重组图像的质量与横断面图像有密切的关系,尤其是层厚和层数。横断面越薄、图像的数量越多,重组的效果就越好。

三、CT 图像重建技术

(一)滤波反投影法

滤波反投影法是以中心切片定理为基础的 CT 重建技术,也是当代影像学设备进行图像重建的基本数学方法。在直接利用 CT 扫描所获得的投影数据反投影重建出的 CT 图像中,将会出现模糊和失真,这种现象与图像的高频信息损失有关。为避免上述缺陷,该方法使用一种称为滤波或者卷积的数学方法去除这种模糊,即在反投影前使用滤波器或者卷积核对原始投影数据进行修正,然后再反投影。其优点为:在中心切片定理的基础上只对 CT 扫描所获得的原始数据进行滤波和反投影两步操作即可直接重建出 CT 图像,重建速度快,图像重建系统的硬件成本低,有利于 CT 的普及应用;其缺点在于低剂量条件下图像噪声大幅度增加,图像质量受噪声影响损失严重。此外,FBP 仅为一种理想的数学解析重建方法,在其重建图像过程中对实际 CT 扫描进行诸多近似和假设,可能在图像上引入伪影,进而制约图像质量的提高。

(二)基础图像迭代重建算法

基础图像迭代重建算法是 FBP 的进一步发展,其特点为:在 CT 数据的投影空间构建噪声模型,基于噪声模型生成图像的噪声模板,同时基于 FBP 图像构建解剖模型,进而利用图像噪声模板和解剖模型在图像空间对 FBP 图像迭代降噪并保护解剖信息。

所谓模型,即处理噪声和图像的数学工具,对于 CT 图像的重建,根据处理对象的不同,主要模型包括噪声模型、解剖模型和系统模型;而空间则是这些数学工具作用对象,即数据的呈现方式,比如直角坐标系和极坐标系均属数据不同的呈现方式。CT 的数据空间可分为投影空间和图像空间,前者最熟悉的表现形式为正弦图。

噪声在成像的过程中,是一种客观存在的信号;是所有系统和当今科技不可避免的客观存在;它会干扰人们所需要的有效信号的品质。噪声模型,是采用数学的方式对噪声的特性进行描述和表达,并最终实现对噪声水平的控制。噪声模型帮助实现对噪声的消除和对解剖细节的再现。解剖信息是成像所需要的有效信号,其本身具备特征和规律。解剖模型是采用数学方法对其特征进行描述和表达,目的是在图像重建过程中有效保护解剖信息重现。

基础图像迭代重建算法本质上是基于 FBP 的图像空间迭代降噪技术,其优点是能够在相同辐射剂量下获得比 FBP 噪声更低的 CT 图像,同时抑制噪声导致的条状伪影,降低图像噪声及噪声伪影对医师诊断的干扰,继而降低 CT 扫描的辐射剂量。

另外,为了进一步提高降噪效果,在更高程度上降低 CT 辐射剂量,高级的基础图像迭代重建算法会对不同阶段的噪声分别处理。一般而言,探测器接收信号时伴生的噪声符合统计学泊松分布,但经过各种数据预处理和算法滤波后,这一特性不再保持,最终导致噪声处理的复杂性和低效。在低剂量条件下,这个问题尤其突出——有效成像光子淹没在大量噪声中。而投影空间的 CT 数据则是未经过预处理的原始数据,高级的基础图像迭代重建算法采用在投影空间先进行一轮噪声的建模和消除,之后再把数据推送到图像空间,以显著提高降噪效果。

然而,基础图像迭代重建算法也存在一定的局限,如产生临床上称为蜡状伪影的图像质感漂移。此外,即使是高级的基础图像迭代重建算法,也仅为基于 FBP 图像进行迭代降噪,因此除噪声外的 FBP 算法的一些固有缺陷将难以被其克服。

(三)多模型双空间迭代重建算法

多模型双空间迭代重建算法是 CT 重建技术的最新进展,其技术特征可概括为"多模型双空间"。具体而言,该方法在 CT 数据的投影空间和图像空间分别构造噪声模型和解剖模型,在利用噪声模型刻画和处理噪声的同时,采用解剖模型描述人体组织结构特征,并基于上述模型在投影和图像双空间直接进行迭代重建;更重要的是,除噪声模型和解剖模型,该方法建立了实际 CT 扫描的系统模型,通过系统模型将重建图像通过迭代方式与原始数据进行比较更新,以保证图像的真实呈现,进而在降低辐射剂量的同时保持图像分辨力和图像质感。

该方法的基本过程是从初始图像出发,在投影空间,通过系统模型产生最新的估计数据,并在噪声模型的作用下将估计数据与 CT 原始数据逐一对比,产生误差数据;之后将误差数据通过系统模型转换入图像空间,结合解剖模型更新初始图像;通过迭代重复上述步骤,抑制和去除初始图像的噪声和伪影,得到最终图像。

这里采用双空间的优势为:

(1)CT 在重建图像过程中,会受到众多噪声的"污染"。噪声的出现是客观条件下的必然结果,其来源广泛,如:①成像 X 线光子的统计学特征;②电子噪声;③采样和各种滤波算法。

上述噪声来源可分为两大类：一是有 CT 扫描仪在数据采集阶段产生的噪声；二是在数据投影到图像空间的过程中，由于个别算法和滤波所放大或产生噪声。①和②产生的噪声将在投影空间中通过噪声模型予以抑制和消除，从而有益于精确的系统模型和解剖模型，③产生的噪声则应予以避免和消除。

（2）原始 CT 数据中包含了丰富的信息，这些信息淹没在噪声信号中，利用一般重建方法重建出的图像很难利用到这些信息，多模型双空间迭代重建算法在抑制和去除①和②产生噪声的同时，通过比较估计数据与 CT 原始数据的误差，可以将原始数据中的有效信息通过系统模型转换到图像空间迭代更新至初始图像，从而提高图像分辨力（空间分辨力和密度分辨力），抑制和消除图像伪影。

因此，多模型双空间迭代重建算法的优势不仅仅在于降低噪声及降低噪声的程度，而且可以显著提高图像质量，从而为临床诊疗在图像质量和剂量使用策略间，提供了一个强大的技术手段。但是，该方法需要利用多模型在双空间展开迭代式的计算，其图像重建速度较慢，对图像重建系统的硬件要求也较高。

四、CT 基本扫描模式

（一）步进式扫描

步进式扫描是最基本的 CT 扫描方式，也称断层扫描或轴位扫描，每次扫描过程简单而完整：检查床不动，设定探测器准直宽度后启动曝射，X 线管围绕人体旋转一圈，采集到一个准直宽度的原始数据，然后重建该准直宽度下的图像，形成一幅或多幅图像；移床后可以重复该过程完成第二组图像。上述过程的多次重复方能完成一个部位的检查。

（二）螺旋扫描

螺旋扫描是目前最常用的 CT 扫描方式，曝射时 X 线管旋转与检查床匀速移动同时进行，一次采集到一个宽度大于准直宽度的容积数据，可重建出连续多幅图像。螺旋扫描是现代 CT 的主流技术，具有很大的优势。

螺旋扫描与常规断层扫描相比，有两大优势：①"快"，即扫描速度快，可以缩短检查时间。"快"还可以使整个扫描区域内的动态增强扫描成为现实，可以捕捉到对比剂在不同期相的显影效果。"快"还能在允许的扫描时间内覆盖更长的范围，例如可以一次屏气完成肝、胰腺甚至肾脏的扫描。②"容积数据"，"容积数据"可以在工作站上进行图像后处理，重组成高质量的冠状、矢状、斜位甚至曲面图像，弥补断层扫描的缺陷，还可以进行三维图像的重组。

采用较小的螺距和重叠重建的方法，可使 Z 轴空间分辨力得以改善，从而提高病灶的检出率，一般情况容积数据采用 50% 的重叠重建。

在螺旋扫描中，与常规方式扫描的一个不同是产生了一个新概念——X 线管旋转一周扫描床移动距离与准直器宽度之间的比，具体公式为

螺距＝X 线管旋转 360°床移动的距离（mm）/准直器宽度（mm）

据此，螺距越大，单位时间扫描覆盖距离越长。实际扫描中，要针对不同的要求选择适当的螺距。①当扫描大血管时，主要是观察对比剂的充盈情况，就要在极短时间内（对比剂充盈

良好时)完成扫描,血管的直径较大,可以用较大的螺距,牺牲的密度分辨力不会对大血管病变的诊断产生决定性的影响;②当观察颅内血管结构时,不仅要求高的空间分辨力,而且要求高的密度分辨力,此时的螺距就应当选择小于 1,以利细小血管的显示。

第二章　颅脑疾病 CT 诊断

第一节　先天性颅脑畸形

一、胼胝体发育不全

（一）病因病理和临床表现

胼胝体发育不全是较常见的颅脑发育畸形，包括胼胝体完全缺如和部分缺如，常合并脂肪瘤。

（二）诊断要点

侧脑室前角扩大、分离，体部距离增宽，并向外突出，三角部和后角扩大，呈"蝙蝠翼"状。第三脑室扩大并向前上移位于分离的侧脑室之间，大脑纵裂一直延伸到第三脑室顶部。合并脂肪瘤时可见纵裂池为负 CT 值伴边缘钙化。

（三）鉴别诊断

一般无须鉴别。

（四）特别提示

由于 MRI 可以多方位成像，并且矢状位和冠状位显示胼胝体非常清楚，所以对该病诊断有重要意义。

二、Chiari 畸形

（一）病因病理和临床表现

Chiari 畸形又称小脑扁桃体下疝畸形，系后脑的发育异常。小脑扁桃体变尖延长，经枕大孔下疝入颈椎管内，可合并延髓和第四脑室下移、脊髓空洞和幕上脑积水等。

（二）诊断要点

CT 主要表现为幕上脑积水，椎管上端后部类圆形软组织，为下疝的小脑扁桃体。X 线平片可显示颅颈部的畸形。

（三）鉴别诊断

一般无须鉴别。

（四）特别提示

由于 MRI 可以多方位成像,并且矢状位显示脑干、延髓与枕大孔关系及颈髓内部结构非常清楚,所以对该病诊断有重要意义。应行 MRI 检查。

三、脑颜面血管瘤综合征

（一）病因病理和临床表现

脑颜面血管瘤综合征又称 Sturge-Weber 综合征,属于先天性神经皮肤血管发育异常疾病。与神经外胚层和血管中胚层组织发育障碍有关。主要病理改变为颅内血管畸形、颜面三叉神经分布区皮肤血管痣及眼球脉络膜血管畸形。脑的基本病变为覆盖皮质灰质表面的软脑膜血管异常瘤样改变,好发于枕叶或顶枕叶、额叶或颞极,并可以导致血管闭塞、脑组织缺血、萎缩等改变。临床表现主要有:癫痫,部分患者伴偏瘫、不同程度智力低下等,并且颜面部沿三叉神经分布的血管痣的发生常与颅内血管瘤同侧。

（二）诊断要点

CT 主要表现为枕叶或顶枕叶、额叶或颞极不规则斑片状高密度影或斑点状钙化,局部可以伴发脑萎缩或广泛脑萎缩改变(图 2-1-1A)。增强少数病例可以看到钙化部位及周围不规则的轻微脑皮质强化。

（三）鉴别诊断

一般无须鉴别。

（四）特别提示

CT 由于对钙化显示效果较 MRI 好,结合临床上三叉神经分布区颜面部血管痣(图 2-1-1B),对该病诊断有重要意义。

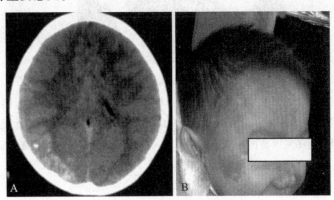

图 2-1-1 脑颜面血管瘤综合征

男性患者,4 岁,因癫痫发作来院就诊。A.CT 显示右侧顶枕叶皮质灰质区密度增高,脑回可见多发斑点状钙化;B.患者右侧可见三叉神经分布区大片红色血管痣,结合 CT 脑内表现,诊断为脑颜面血管瘤综合征

四、Dandy-Walker 畸形

Dandy-Walker 畸形(DWM)即第四脑室中侧孔闭锁,包括典型 DWM、变异型 DWM 及大

枕大池。发病机制可能为菱脑发育障碍、第四脑室正中孔开放延迟或第四脑室前膜区与脉络丛融合失败。主要病变为小脑蚓部完全或部分缺如、第四脑室气球样扩大,约 70%伴其他神经管闭合障碍、神经元移行异常、脂肪瘤、下丘脑错构瘤、脊髓空洞等。临床特点为头围增大、枕区膨隆、头痛、呕吐、神经运动发育迟缓、小脑性共济失调及其他并发畸形症状。

(一)诊断要点

(1)小脑蚓部及半球发育不良,第四脑室后壁缺如及向后囊状扩大(图 2-1-2A、B),脑干及小脑上池受压,小脑蚓部向上旋转。

(2)小脑天幕上移,小脑后部间隔消失,窦汇与横窦上移、位于人字缝顶端上方,枕骨扇贝状受压,幕上脑积水。

(3)颅后窝扩大及枕骨受压、变薄。

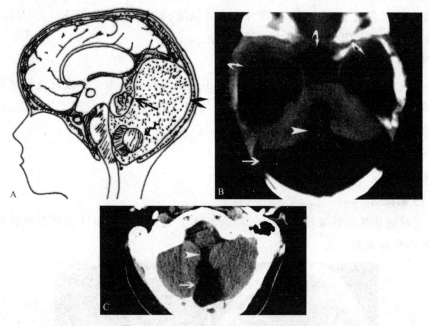

图 2-1-2　Dandy-Walker 畸形(DWM)

A.第四脑室囊状向后扩大(黑燕尾箭头),上蚓部上翻(黑箭),小脑半球发育不良(黑波浪杆弯箭)。B.女,4 天。DWM。前囟张力高、颅缝裂开。小脑蚓部缺如(白箭头),第四脑室直接与枕大池(白箭)相通,小脑半球明显缩小,侧脑室及第三脑室明显扩大(3 个白弯箭)。C.变异型 DWM。第四脑室后壁缺损(白箭头),向后与枕大池(白箭)相通,小脑半球发育较好

(二)特别提示

(1)DWM 变异型表现明显较轻,第四脑室上部与上蚓部相对正常,而下蚓部发育不良及逆时针旋转(表 2-1-1)。

表 2-1-1　Dandy-Walker 畸形 DWM 与蛛网膜囊肿 CT 鉴别诊断要点

影像学征象	典型 DWM	DWM 变异型	大枕大池	蛛网膜囊肿
部位	占据颅后窝大部	颅后窝中线	颅后窝中线,可向桥小脑角延伸	颅后窝中线,可累及桥小脑角

影像学征象	典型 DWM	DWM 变异型	大枕大池	蛛网膜囊肿
第四脑室	后壁缺如、与大囊腔相通	呈"匙孔"状	正常	可见受压移位
小脑蚓部	缺如或发育不良	部分发育不良	正常	可见受压
梗阻性脑积水	常见	无	无	可能有
钙化与增强	无	无	无	无
颅骨改变	窦汇位于枕内隆突下方	正常	正常	枕骨内板可见扇贝状受压

（2）应与蛛网膜囊肿、Joubert 畸形鉴别。

五、前脑无裂畸形

前脑无裂畸形（HPE）也称无嗅脑畸形，以额叶与深部灰质结构不同程度融合为特征，常并存面中线部畸形。可能为脑憩室化障碍所致，新皮质极度发育不良。临床表现包括面部畸形、小头、尿崩症、抽搐、神经运动发育迟缓、肌张力低下等。

（一）诊断要点

（1）单一脑室或脑室部分发育异常，额叶、间脑、基底节融合（图 2-1-3）。

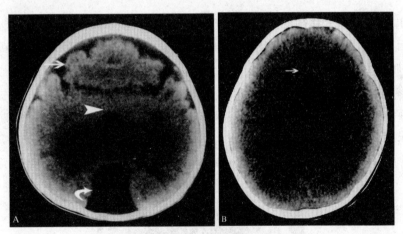

图 2-1-3　前脑无裂畸形（HPE）

A.女，5 月龄。无脑叶型 HPE。额叶（白箭）与基底节前部（白箭头）融合，侧脑室扩大及融合，无透明隔，中线后部见背侧囊肿（白短弯箭）。B.女，1 岁。半脑叶型 HPE。大脑纵裂前部缺如，侧脑室前部融合、三角区扩大，额叶深部见异位灰质（白箭），无透明隔

（2）大脑镰及大脑纵裂前部缺如或部分缺如、透明隔缺如。

（3）外侧裂前移及外侧裂角度增大，伴或不伴背侧囊肿，脑积水。

（4）CTA：单一大脑前动脉或其缺如。

（5）CTV：矢状窦与直窦缺如，胚胎型深静脉。

（6）根据畸形程度分型：脑叶型、半脑叶型、无脑叶型（表 2-1-2）。

表 2-1-2　各种前脑无裂畸形 CT 特点

CT 表现	无脑叶型	半脑叶型	脑叶型
面部畸形	严重	不定	无或轻度
侧脑室	单一脑室,无额枕角	无额角,枕角增大	额角分离,枕角正常
第三脑室	缺如	较小	正常
透明隔	缺如	缺如	缺如
大脑镰	缺如	部分缺如	发育良好
大脑半球间裂	缺如	部分缺如	可发育,前下部融合
丘脑与基底节	融合	部分分离	分离
背侧囊肿	有	无	无
血管	单一大脑前动脉,静脉窦及深静脉缺如	正常,或胚胎型深静脉	正常

（二）特别提示

（1）分型依据：有无半球间裂、侧脑室枕角及颞角、中央灰质团块。

（2）胼胝体压部及体后部可形成,胼胝体体前部缺如,胼胝体嘴部发育。

六、无脑回畸形

无脑回畸形属神经元移行障碍,也称光滑脑,特征为大脑半球表面无脑回脑沟结构及皮质增厚、神经元排列紊乱,脑皮质仅有 4 层结构。可伴其他神经元移行障碍及神经管闭合异常。临床表现为神经运动发育迟缓、抽搐等。

（一）诊断要点

（1）大脑半球脑皮质增厚、脑回及脑沟缺如或稀少（图 2-1-4）,灰白质边界欠清楚,外侧裂变浅,岛盖缺如,蛛网膜下隙增宽。

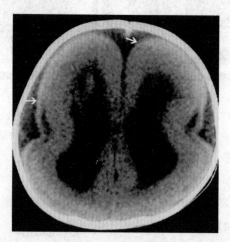

图 2-1-4　无脑回畸形

男,9 月龄。脑回粗大、皮质增厚、脑沟稀少,外侧裂浅,双侧侧脑室扩大（2 个白箭）

（2）Ⅰ型：外观如"8"字形。Ⅱ型：灰白质边界模糊，髓鞘形成不良。Ⅲ型：合并小脑及脑干发育不良。

（二）特别提示

可合并其他神经元移行障碍。

七、脑灰质异位

脑灰质异位（HGM）为最常见的神经元移行障碍，局部神经元发育不良，可合并其他脑畸形。常表现为难治性癫痫、认知及神经运动发育迟缓。

（一）诊断要点

（1）皮质下或室管膜下结节或块状、带状或弧形（脑中脑）等密度影（图 2-1-5A、B），无强化，偶见营养不良性钙化。

（2）包括带状、室管膜下型、脑皮质下型。

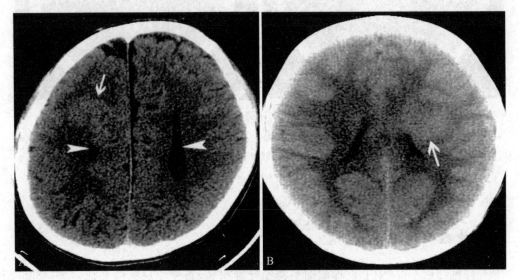

图 2-1-5　脑灰质异位（HGM）

A.男，20 岁。室管膜下型 HGM 伴胼胝体缺如。白箭示右侧脑室旁灰质团块，2 个白色箭头示双侧侧脑室分离、扣带回下移。B.男，9 岁。自幼右侧肢体无力。室管膜下型 HGM。左半卵圆中心灰质团块（白箭）

（二）特别提示

（1）对于较小的灰质异位需薄层扫描及窄窗观察。

（2）与结节性硬化不同的是其 MR 信号与灰质一致。

（3）与等密度转移瘤不同的是无水肿及强化。

八、脑裂畸形

脑裂畸形为最严重的神经元移行障碍，也称无透明隔的前脑无裂畸形。可能是宫内感染、创伤及中毒所致。常合并其他神经元移行障碍等。临床表现包括脑瘫、抽搐、智力低下等。

（一）诊断要点

（1）贯穿于脑实质的裂隙及软脑膜室管膜缝（PE 缝），灰质覆盖，深部与脑室相通，中央前后回附近，局部见粗大皮质静脉。闭口型裂隙较小，开口型裂隙较大（图 2-1-6A、B）。

（2）Ⅰ度，裂隙宽度似脑沟。Ⅱ度，裂隙深达室管膜下，异位灰质向侧脑室突出。Ⅲ度，裂隙与脑室相通，侧脑室壁典型憩室样外突。

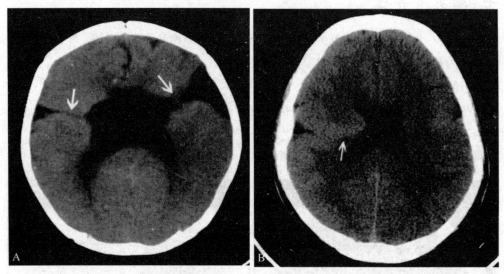

图 2-1-6　脑裂畸形

A.男，5 月龄。开口型（Ⅲ度），双侧大脑半球裂隙（2 个白箭），边缘呈双抛物线状，未见透明隔。B.男，28 岁。闭口型（Ⅱ度）。右额叶裂隙，局部围绕灰质结构（白箭）

（二）特别提示

裂隙可为各方向走行，需注意多方位观察。

九、神经纤维瘤病Ⅰ型

神经纤维瘤病Ⅰ型（NFl）也称周围型神经纤维瘤病，属神经皮肤综合征，以牛奶咖啡斑、丛状神经纤维瘤、脑错构瘤病变为特征。

（一）诊断要点

（1）视神经孔、眶上裂、卵圆孔、人字缝扩大，蝶骨大翼发育不良、脑膜钙化。

（2）脑白质异常密度，皮下及颅底孔神经纤维瘤征象（图 2-1-7）。

（二）特别提示

（1）诊断标准中与影像学有关者包括脑与视神经胶质瘤、骨质异常、丛状神经纤维瘤。

（2）CT 对于 NF1 脑实质病变显示不如 MRI。

（3）颅外病变：肋骨发夹状改变和多发假关节、脊柱侧弯、椎骨扇贝状受压及椎间孔扩大、硬膜囊扩大、脊膜膨出。

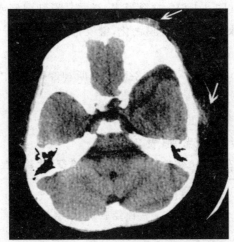

图 2-1-7 神经纤维瘤病Ⅰ型（NFl）

男,5 岁。左蝶骨大翼发育不良,左额颞区（2 个白箭）及眶周皮下多发不规则软组织密度影

十、神经纤维瘤病Ⅱ型（NF2）

神经纤维瘤病Ⅱ型（NF2）也称中央型 NF,以颅内脑外多发肿瘤为特征。明显少于 NF1。临床表现为听力减退、眩晕、共济障碍、其他脑神经受损症状等。

（一）诊断要点

（1）单或双侧听神经瘤,与散发者表现一致（图 2-1-8A）,但可侵犯颞骨与耳蜗。其他脑神经（三叉神经最常见）、脊神经鞘瘤。

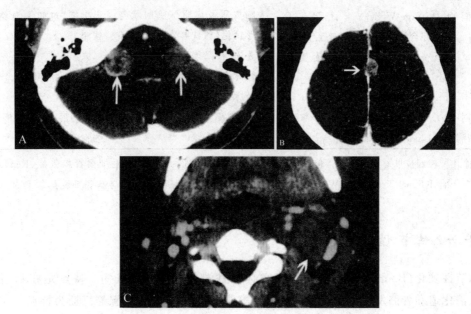

图 2-1-8 神经纤维瘤病Ⅱ型（NF2）

A.女,16 岁。NF2。两侧桥小脑角区不均匀强化肿物（2 个白箭）。B、C.女,19 岁。NF2。B.多发脑膜瘤合并左侧听神经鞘瘤（未列出）,白箭示大脑镰脑膜瘤;C.左侧颈动脉鞘迷走神经鞘瘤（白箭）

（2）单发或多发脑膜瘤（图 2-1-8B）或脊膜瘤、脊髓星形细胞瘤或室管膜瘤。

（3）脑膜增厚及钙化、脉络丛与室管膜钙化，继发椎骨受压及侵蚀、椎间孔扩大。

（二）特别提醒

（1）双侧听神经鞘瘤即可诊断本病（图 2-1-8A），听神经瘤者中 2％～10％为 NF2。

（2）皮肤表现较少及较小。

（3）合并周围神经神经鞘瘤（图 2-1-8C）。

（4）需与其他神经皮肤综合征鉴别（表 2-1-3）。

表 2-1-3　几种常见的神经皮肤综合征 CT 诊断要点

名称	其他名称	皮肤病变	神经系统病变	其他系统病变
神经纤维瘤病Ⅰ型（NF1）	Von Reckling-hausen 病，周围型神经纤维瘤病	牛奶-咖啡斑（>6 个或≥5mm）	视神经胶质瘤、脑脊髓胶质瘤、脑脊髓非肿瘤性错构瘤、神经纤维瘤、硬膜囊扩大、脑膜膨出、脑血管病	虹膜错构瘤、蝶骨翼发育不良、脊柱侧弯、发夹状肋骨、内分泌肿瘤、胫骨弯曲、假关节、指骨等过长
神经纤维瘤病Ⅱ型（NF2）	中央型神经纤维瘤病	少见	单或双侧听神经瘤、多发神经鞘瘤、脑脊膜瘤（常多发）、颅内非肿瘤性钙化、室管膜瘤	继发性椎管膨大、椎间孔空大及骨质侵蚀
结节性硬化（TS）	Bourneville 病	面部对称性结节，脱色斑	室管膜下结节（多有钙化）、脑灰白质错构性病变、室管膜下巨细胞性星形细胞瘤、脑积水	肾囊肿与错构瘤、心脏横纹肌瘤、血管扩张及狭窄、动脉瘤、肝平滑肌瘤与腺瘤、胰脾腺瘤、骨岛、骨囊肿
脑颜面血管瘤综合征	Sturge-Weber综合征	面部三叉神经分布区葡萄酒色痣	大脑皮质及皮质下脑回状与弧形钙化（顶枕叶常见）、局部脑萎缩、板障增厚、额窦扩大，同侧脉络丛髓静脉增粗，脑皮质及脉络丛异常强化	牛眼征、巩膜与脉络膜血管瘤
脑视网膜血管瘤病	Von Hippel-Lindau综合征	无	脑、脊髓及视网膜血管网状细胞瘤	内脏囊肿、肾细胞癌、嗜铬细胞瘤

其他几种神经皮肤综合征少见，包括 Wyburn-Mason 综合征、共济失调-毛细血管扩张症、Rendu-Osler-Weber 综合征、Klippel-Trenaunay-Weber 综合征、神经皮肤黑色素病、表皮痣与基底细胞痣综合征、Cowden 病等

十一、结节性硬化

结节性硬化（Bourneville 病）是正染色体显性遗传性神经皮肤病。特点是在脑、肾、肺、心、脾、消化道和骨骼发生错构瘤。临床上以癫痫、智力障碍和皮脂腺瘤三征为特点。

（一）病理

中枢神经系统结节性硬化包括：①皮层和皮层下白质、白质和侧脑室室管膜下错构瘤；②室管膜下结节；③室管膜下巨细胞星形细胞瘤；④放射状异位白质；⑤视网膜星形细胞错

构瘤。

　　错构瘤肉眼观非常结实坚硬,故称结节性硬化。组织学上,由许多星形细胞和含有 2 或 3 个细胞核的大的卵圆形细胞组成,有的很像星形细胞和(或)神经单位。还有致密纤维胶质增生,异常髓鞘形成以及不同程度的钙化灶。皮层错构瘤使脑回变扁,很像扁平脑回。皮层下错构瘤可发生于任何部位,但以额、顶区多见,明显钙化在婴儿罕见,偶见于 2 岁以上儿童和成年,可为单发孤立性,但常为多发,单发者常伴室管膜下错构瘤,多见于大脑半球,偶见于小脑半球,可侵犯皮层、皮层下和白质。

　　室管膜下错构瘤常发生于靠近室间孔后部的尾状核头部,侧脑室外侧缘,侧脑室三角区的前面。70% 为多发,30% 为双侧性,大小各异,数毫米至 10 毫米不等。位于室间孔的错构瘤通常最大和钙化。室管膜下错构瘤钙化率较皮层或皮层下白质病变的钙化率高。10% 左右室管膜下错构瘤演变为星形细胞瘤,尤以侵犯室间孔的尾状核头部的巨细胞星形细胞瘤最常见。

　　(二)临床表现

　　结节性硬化的发病率约为 1/300000～500000,常见于儿童,约占精神病院的患儿的 0.1%～0.5%。临床表现以癫痫、智力障碍和面部皮脂腺瘤,尤以鼻唇区为特征,白斑痣以及其他各种各样的肿瘤。白斑痣表现为扁平,边界清楚的圆或卵圆形的皮肤病,是最常见和最早期的结节性硬化的皮肤征象。用"皮脂腺瘤"这个名词可能是不适当的,因为皮脂腺增生并不常见,有的甚至完全没有皮脂腺增生,实质上较常见的是结缔组织和血管组织,在组织学上很像血管纤维瘤,90% 患者均有血管纤维瘤,因此,用血管纤维瘤比皮脂腺瘤的名词较为准确。皮肤病变可在出生后发现,随年龄增长病变增多和更明显。此外,还可有皮肤血管瘤、奶油咖啡斑等。

　　结节性硬化除表现在皮肤和中枢神经系统外,身体任何部位均可发生错构瘤,尤以肾血管肌脂肪瘤以及肺错构瘤常见。眼球后极视网膜结晶瘤,由中央含透明玻璃质或钙化的纤维胶质组成,常不影响视力。此外还可有视网膜血管母细胞瘤和脉络膜血管瘤等。

　　(三)CT 表现

　　结节性硬化的特征性表现是在侧脑室周围发现钙化结节,这些钙化节结在 2～4 岁患儿,头颅平片难以显示,但 CT 可显示,CT 检出率比头颅平片高 50%。75% 钙化结节为多发性,50% 为双侧性,皮层下白质,白质的结节也可钙化。钙化程度与智力障碍或癫痫的程度无直接关系。非钙化性结节表现为同密度,病变较小,所以 CT 难显示,但 CT 增强扫描可显示,所以对癫痫患者 CT 增强扫描是有用的。皮质错构瘤呈高密度,可钙化,周围有一薄层低密度。CT 平扫显示脑实质低密度提示脑血管受累,狭窄导致脑梗死,白质低密度灶提示脱髓鞘,轻度或正常的脑室边缘不规则,必须追随复查,才能与脑室旁非钙化性结节所致的变形相鉴别。较大的室间孔结节可使室间孔阻塞,导致脑积水。高分辨 CT 可显示视网膜和(或)脉络膜病变。偶尔,脑小畸形和(或)皮层萎缩,提示普遍性脑发育不良。

　　颅内钙化结节,可先于皮肤病变。有的婴儿结节性硬化可伴有脉络丛增大,脉络丛血管瘤和大脑中动脉分支的钙化。

　　10%～15% 错构瘤可恶变为胶质母细胞和大圆形星形细胞组织的巨细胞星形细胞瘤,通常生长慢,无转移。室管膜瘤、胶质母细胞瘤和多形胶质母细胞瘤也可由结节性硬化的错构瘤演变而来。良性错构瘤生长慢,钙化性结节不强化,如生长快,钙化性病灶有强化,应考虑到恶变的可能。

颅穹窿可增厚,可能是继发于严重智力障碍,癫痫患者应用苯妥英钠治疗所致。

(四)鉴别诊断

结节性硬化以面部皮脂腺瘤(纤维血管瘤)、癫痫和脑室旁结节样钙化为特征,CT诊断不难,但应注意与宫内感染的弓形体原虫病、巨细胞病毒脑炎、AVM、Sturge-Weber综合征和脑白质异位相鉴别。

弓形体原虫病和巨细胞病毒脑炎的钙化斑点较结节性硬化的钙化结节小,常伴脑萎缩或(和)脑小畸形以及基底节钙化。Sturge-Weber综合征的钙化呈脑回样,分布于枕、顶叶皮层。AVM的钙化常是环形或弓线形,伴局部脑萎缩。脑白质异位位于脑室旁使脑室边缘不规则,很像结节性硬化,但前者呈等密度,且在脑室内壁,后者高密度,在脑室外壁。

十二、脑-三叉神经血管瘤病(Sturge-Weber综合征)

Sturge-Weber综合征既是家族遗传性病变,又可为散发性病变。本综合征以癫痫、面部三叉神经支配区的血管痣和枕叶血管瘤为特征。

(一)病理

胚胎学解释了面部血管痣和枕-顶叶血管瘤的相互关系。在胚胎发育早期,发育成三叉神经支配区的面部皮肤的外胚叶,在发育成枕叶和邻近脑实质的神经管的上面,以及端脑和眼和上面皮的血供相近,因此,随胚胎的发育枕叶后移。

软脑膜血管瘤是很多薄壁,小于$140\mu m$的小静脉网,单层或多达$4\sim5$层,聚集于脑表面,偶尔相连的小静脉可穿入皮层。软脑膜血管典型者,为单侧性,主要侵犯枕叶,亦可双侧性,侵犯顶、颞、额叶,甚至整个大脑半球,偶尔侵犯小脑。患侧邻近脑实质萎缩。

脑钙化包括脑皮层钙化和小的脑动脉钙化,尤以皮层深层较明显。头颅平片显示的脑回样钙化不是血管钙化,而是脑皮层本身的钙化。这是由于血管瘤本身以及与血管瘤相连的皮层静脉和上矢状窦的血流郁积和(或)栓塞形成,引起局部缺血、缺氧所致。小动脉钙化常在脑表面,与脑回本身无关,偶尔,较深层的皮层,4和5层,可有小滴样毛细血管钙化。

(二)临床表现

面部皮肤毛细血管痣,主要侵犯三叉神经支配区,前额、眼睑区和面颊部,尤以上部常见。癫痫出现于早期,此外还有同侧偏盲、智力障碍、偏瘫、青光眼、蛛网膜下隙出血等。颅内钙化与三叉神经第一支支配区血管痣必须同时出现,才能诊断本综合征。

(三)CT表现

钙化是CT诊断本病的特征。常常是单侧性,位于枕叶,偶可双侧,亦可侵犯顶、颞、额叶、甚至单侧或双侧大脑半球。CT扫描显示钙化呈脑回样或斑片样。患侧脑实质萎缩,尤以邻近钙化区更明显,表现为脑室扩大,脑沟、脑池、脑裂增宽,鼻旁窦和乳突明显气化,颅穹窿增厚,蝶骨嵴上抬。CT增强扫描显示血管瘤强化,深部静脉增粗。此外有的病例还可有脉络丛增大或血管瘤,脱髓鞘和胶质增生等征象。我们遇到1例,钙化灶侵犯双侧大脑半球和双侧基底节。2岁以下患儿钙化程度轻。散发病例可伴中脑AVM。

第二节　脑血管病

一、高血压性脑出血

高血压性脑出血为原发性高血压时脑动脉破裂所致，是最常见的自发性脑出血。好发于 50～70 岁，急性起病，临床表现为头痛、呕吐、意识障碍、偏瘫、神经功能障碍等。CT 为本病首选检查，尤适合于急诊患者。

（一）诊断要点

（1）好发于基底节、丘脑、内外囊、脑干（图 2-2-1A），脑叶及小脑少见，呈肾形、结节状或块状高密度（CT 值 50～70HU），灶周轻中度水肿，较大者破入脑室及蛛网膜下隙。

（2）吸收自周边开始，最终演变为软化灶。

（二）特别提醒

（1）等密度期 CT 易漏诊，此时 MRI 仍可见出血信号，亚急性期之后增强扫描可见环状强化（图 2-2-1B）。

（2）需与其他原因自发性出血、外伤性脑内血肿及肿瘤出血鉴别。

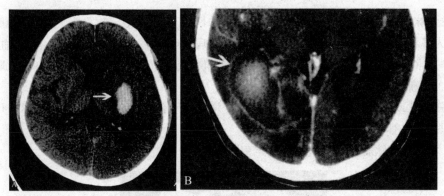

图 2-2-1　高血压性脑出血

A.男，70 岁。右半身无力 6 小时。左基底节肾形高密度（白箭），轻度低密度环绕。B.男，74 岁。右颞枕叶高血压性脑出血 2 周。增强扫描，病变周边环状强化（白箭）

二、高血压脑病

高血压脑病是血压急骤升高所致的急性脑病综合征，也称后部可逆性脑病（PRES），常见原因为恶性高血压、子痫、尿毒症、免疫抑制治疗等。病理改变为血管内皮细胞损伤及血脑屏障破坏所致的脑水肿、灶性出血及坏死。临床表现为急性头痛、呕吐、抽搐、意识障碍、肢体功能障碍等。

（一）诊断要点

（1）双侧弥漫或斑片状对称或不对称性低密度（图 2-2-2A），脑沟变浅、脑回肿胀。

（2）大脑后动脉供血区，即顶枕叶及颞叶多见，也可侵犯基底节、额叶、小脑及脑干。

（二）特别提醒

（1）治疗后可完全恢复正常；CT 不如 MRI 敏感（图 2-2-2B），难以检出灶性出血。

（2）需与静脉窦血栓等鉴别。

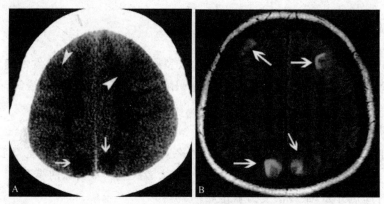

图 2-2-2　高血压脑病

女，22 岁。妊娠子痫，产后 6 天，头痛、呕吐。A.CT 平扫，两侧顶枕叶皮质及皮质下低密度灶（2 个白箭），两侧额叶可疑低密度灶（2 个白箭头）；B.FLAIR 序列，两侧顶枕叶及额叶多发高信号（4 个白箭）

三、自发性蛛网膜下隙出血（SAH）

自发性蛛网膜下隙出血（SAH）为血液进入蛛网膜下隙所致。自发性 SAH 以动脉瘤最常见，其次为各种脑血管畸形与高血压，少数为血液病、烟雾病、颅内肿瘤、抗凝治疗、血管炎、静脉血栓等。常在情绪激动或用力后发病，突发头痛、意识障碍、恶心、呕吐、脑膜刺激征（＋）。

（一）诊断要点

（1）弥散性或局限性脑沟、脑裂及脑池密度增高，重者形似脑池造影（图 2-2-3），可合并交通性脑积水及血管痉挛所致脑梗死。

（2）CTA 示动脉瘤及血管畸形等基础病。

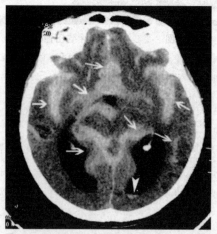

图 2-2-3　动脉瘤所致自发性蛛网膜下隙出血（SAH）

男，80 岁。外侧裂、大脑纵裂、环池、鞍上池及众多脑沟弥散性密度增高（7 个白箭），侧脑室扩大，枕角内少许高密度影（白箭头）

（二）特别提醒

（1）CT 有可能漏诊少数 SAH 及发病 7 天后的病例，此时需行 MRI 检查。

（2）出血所在部位有可能提示出血来源。

四、脑梗死

（一）病因病理和临床表现

脑梗死包括缺血性和出血性脑梗死及腔隙性脑梗死。

1. 缺血性脑梗死

是指脑血管闭塞导致供血区域脑组织缺血性坏死。其原因有：①脑血栓形成，继发于脑动脉硬化、动脉瘤、血管畸形、炎性或非炎性脉管炎等；②脑栓塞，如血栓、空气、脂肪栓塞；③低血压和凝血状态。

2. 出血性脑梗死

是指部分缺血性脑梗死继发梗死区内出血。

3. 腔隙性脑梗死

系深部髓质小动脉闭塞所致，为脑深部的小梗死，在卒中病变中占 20%，主要好发于中老年人，常见于基底核、内囊、丘脑、放射冠及脑干。

（二）诊断要点

1. 缺血性梗死

CT 示低密度灶，其部位和范围与闭塞血管供血区一致，皮髓质同时受累，多呈扇形，基底贴近硬膜。可有占位效应。早期改变，常发生于颅底大动脉主干，表现为其中一段动脉密度增高，称为致密动脉征（图 2-2-4）。2～3 周时可出现"模糊效应"，病灶变为等密度而不可见。增强扫描可见脑回状强化。1～2 个月后形成边界清楚的低密度囊腔。

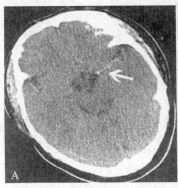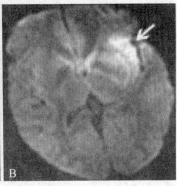

图 2-2-4　急性期脑梗死

男性患者，35 岁，突发失语、右侧偏瘫 3 小时。A. CT 显示左侧大脑中动脉 M1 段密度增高（箭）；B.MRI DWI 显示左侧颞叶大片急性脑梗死（箭）

2. 出血性梗死

CT 示在低密度脑梗死灶内，出现不规则斑点、片状高密度出血灶，占位效应较明显。

3. 腔隙性梗死

CT 表现为脑深部的低密度缺血灶，大小为 5～15mm，无占位效应。

（三）鉴别诊断

1. 胶质瘤

应于胶质瘤相关鉴别。

2. 脑炎

结合病史和临床症状及实验室检查可鉴别。

（四）特别提示

CT 对急性期及超急性期脑梗死的诊断价值不大，应行 MRI 弥散加权扫描。病情突然加重时应行 CT 复查，明确有无梗死后出血即出血性脑梗死，以指导治疗。

五、动脉瘤

（一）病因病理和临床表现

动脉瘤好发于脑底动脉环及附近分支，是蛛网膜下隙出血的常见原因。发生的主要原因是血流动力学改变，尤其血管分叉部血液流动对血管壁形成剪力以及搏动压力，造成血管壁退化。动脉粥样硬化也是常见因素。另外，其常与其他疾病伴发，如纤维肌肉发育异常、马方综合征等。按形态可分为常见的浆果形、少见的梭形及罕见的夹层动脉瘤。浆果形的囊内可有血栓形成。

（二）诊断要点

分为三型：Ⅰ型无血栓动脉瘤，平扫呈圆形高密度区，均一性强化；Ⅱ型部分血栓动脉瘤，平扫中心或偏心处高密度区，中心和瘤壁强化，其间血栓无强化，呈"靶征"；Ⅲ型完全血栓动脉瘤，平扫呈等密度灶，可有弧形或斑点状钙化，瘤壁环形强化。

（三）鉴别诊断

1. 脑膜瘤

与脑膜宽基相接。

2. 脑出血

结合病史及临床症状。

（四）特别提示

CTA 对动脉瘤显示价值重大，可以立体旋转观察载瘤动脉、瘤颈及其同周围血管的空间关系。

六、脑血管畸形

（一）病因病理和临床表现

脑血管畸形为胚胎期脑血管的发育异常。根据 McCormick1966 年分类，分为动静脉畸形、静脉畸形、毛细血管扩张症、血管曲张和海绵状血管瘤等。动静脉畸形（AVM）最常见，好发于大脑中动脉、后动脉系统，由供血动脉、畸形血管团和引流静脉构成。好发男性，以 20～30 岁最常见。儿童常以脑出血，成人常以癫痫就诊。

（二）诊断要点

显示不规则混杂密度灶，可有钙化，并呈斑点或弧线形强化，水肿和占位效应缺乏（图 2-2-5A）。可合并脑血肿、蛛网膜下隙出血及脑萎缩等改变。

（三）鉴别诊断

当 CT 表现为典型或病变位置较深时，常需与脑梗死、软化灶以及脑肿瘤进行鉴别。

（四）特别提示

CTA 价值重大，可以立体旋转观察供血动脉和引流静脉（图 2-2-5B）。MRA 显示更清楚。

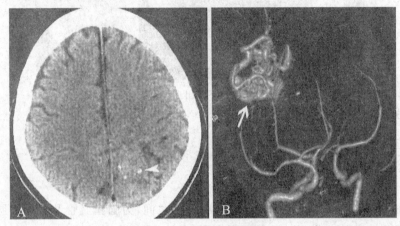

图 2-2-5 颅内动静脉畸形

A. 男性患者，19 岁，因癫痫不规则发作 5 年来院检查，CT 平扫显示左侧顶枕部脑实质内可见多发斑点状钙化影（无尾箭头），局部脑实质密度增高。DSA 证实为颅内动静脉畸形；B. 男性患者，55 岁，CTA 显示为右侧大脑后动脉的 AVM（VR）（箭）

第三节 颅脑外伤

一、外伤性蛛网膜下隙出血及脑室内出血

外伤性蛛网膜下隙出血（SAH）最常见于脑外伤，其发生率高达 60％～80％，相关临床表现包括头痛、呕吐、脑膜刺激征及意识障碍、血性脑脊液等。脑室内出血多见于重度脑损伤，脑外伤中发生率为1％～5％。

（一）诊断要点

1.外伤性 SAH

脑池脑沟高密度影，常合并脑外伤其他病变征象（图 2-3-1A）。

2.脑室内出血

脑室内高密度影及液-液平面，常见于枕角（图 2-3-1B）。

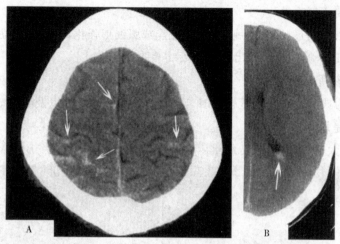

图 2-3-1　外伤性蛛网膜下隙出血（SAH）与脑室内出血

（二）特别提醒

上述病变常并发其他脑外伤性病变。

二、硬膜外血肿（EDH）

硬膜外血肿（EDH）位于颅骨内板与硬脑膜外层之间，为脑膜血管及板障静脉破裂所致。临床表现包括急性意识障碍、颅内压增高及局限性神经功能障碍，有典型的中间清醒期。

（一）诊断要点

（1）颅骨内板下双凸形或梭形高密度影（图 2-3-2A），可跨越中线，不跨越颅缝。

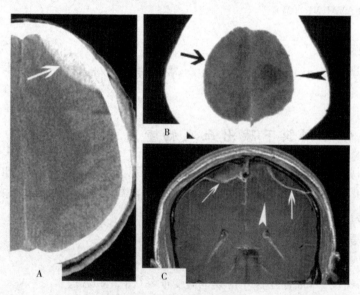

图 2-3-2　硬膜外血肿（EDH）

（2）大部分合并颅骨及脑实质外伤性病变。

（3）亚急性期及慢性期可见包膜强化。

（二）特别提醒

轴位 CT 易漏诊颅顶与颅底 EDH（图 2-3-2B、C）。亚急性与慢性硬膜下血肿，后者常密度较低及可跨越颅缝、范围较大、较少合并骨折。

三、硬膜下血肿（SDH）

硬膜下血肿（SDH）位于硬脑膜与软脑膜之间，为脑表面动、静脉或桥静脉撕裂所致，占颅内血肿 50％～60％，分为急性、亚急性与慢性 3 类。临床表现包括头痛、呕吐及神经功能障碍等，可形似脑肿瘤。

（一）诊断要点

（1）颅骨内板下范围较大、新月形或带状高密度影（图 2-3-3A），可超出 1 块颅骨范围。

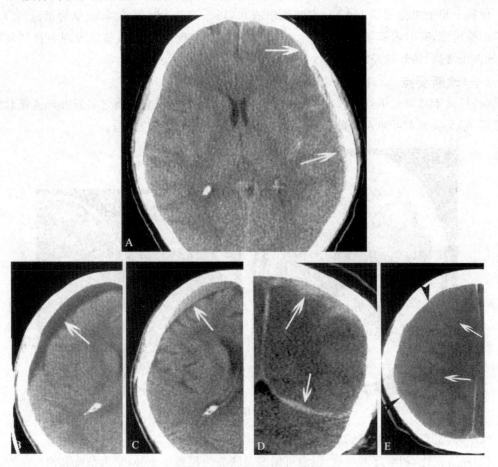

图 2-3-3　硬膜下血肿（SDH）

（2）常合并蛛网膜下隙出血（SAH）。

（3）亚急性期与慢性期可见包膜强化及脑表面血管内移。

（二）特别提醒

（1）可由硬膜下积液进展所致（图 2-3-3B、C）。

(2)颅顶等处者需多方位观察(图 2-3-3D)。

(3)急性期也因贫血、混入脑脊液而密度较低。

(4)由于血肿较薄,窄窗观察易漏诊。

(5)等密度 SDH 需根据同侧灰白质界面内移、脑沟变浅或闭塞等间接征象识别(图 2-3-3E)。

(6)亚急性期 SDH 由于渗透压增大、血肿体积膨大,呈梭形或双凸形,需与硬膜外血肿鉴别。

(7)疑难病例应行 MR 检查。

四、硬膜下积液

硬膜下积液也称硬膜下水瘤,占脑外伤的 0.5%～1%;为蛛网膜撕裂、脑脊液(CSF)进入硬膜下腔所致,有时内部可混有出血。本病以儿童及老年患者多见,临床表现为神经功能障碍、颅内压增高、局灶神经症状等。

(一)诊断要点

(1)好发于双侧或单侧额、颞区(图 2-3-4A),呈内板下方与脑实质之间新月形或条状水样密度影,累及额部者可伸入纵裂前部的大脑镰旁,无或有轻微占位效应。

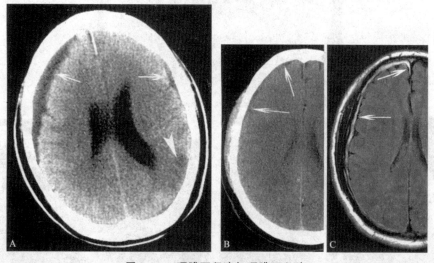

图 2-3-4　硬膜下积液与硬膜下血肿

(2)50%呈双侧性,但两侧可不对称。

(3)随访变化,积液逐渐吸收,但也可增多及转变为硬膜下血肿,呈混杂或高密度。

(二)特别提醒

(1)本病蛛网膜撕裂为活瓣性,脑脊液逐渐进入硬膜下腔,因此外伤后早期 CT 可为阴性或不明显;随访变化,积液逐渐增多。

(2)部分硬膜下血肿内混有脑脊液,密度较低,可形似硬膜下积液(图 2-3-4B、C)。

(3)双侧及较对称的硬膜下积液应与脑萎缩鉴别(表 2-3-1)。

（4）注意勿遗漏合并的其他脑外伤性病变。

表 2-3-1 硬膜下积液与硬膜下血肿及脑萎缩CT鉴别要点

项目	硬膜下积液	硬膜下血肿（SDH）	脑萎缩
年龄	各年龄段，儿童与老年多见	各年龄段，青壮年多见	老年
外伤史	有	有	无
部位	单侧或双侧额颞区多见	常为单侧，幕上颅骨内板下较大范围	双侧性，较对称
CT密度	脑脊液密度	一般为高密度，也可为等密度、混杂密度或低密度	脑脊液密度
脑回脑沟改变	脑回受压，脑沟变浅	脑回受压，脑沟变浅	脑沟增宽
随访变化	增大或减小，或进展为SDH	密度减低	无明显变化
MR检查	各序列信号同CSF	出血信号，DWI扩散受限	信号与CSF一致

五、脑挫裂伤

（一）病因病理和临床表现

脑挫裂伤是临床最常见的颅脑损伤之一，包括脑挫伤和脑裂伤。脑挫伤是指外力作用下脑组织发生局部静脉淤血、脑水肿、脑肿胀和散在的小灶性出血。脑裂伤则是指脑膜、脑组织或血管撕裂。二者常合并存在，故统称为脑挫裂伤。

（二）诊断要点

CT表现为低密度脑水肿区内，散布斑点状高密度出血灶。小灶性出血可以互相融合，病变小而局限时可以没有占位效应，但广泛者可以有占位征象（图2-3-5）。

早期低密度水肿不明显，随着时间推移，水肿区逐渐扩大，第3～5天到高峰，以后出血灶演变为低密度，最终形成软化灶或可不留痕迹。

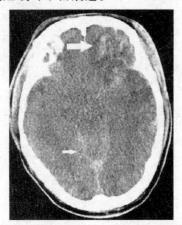

图 2-3-5 颅脑外伤2小时后CT检查

粗箭示左额叶挫裂伤，细箭示小脑上池蛛网膜下隙出血

（三）鉴别诊断

1.部分容积效应

前颅底骨可能因部分容积效应致脑额叶高密度影，但薄层扫描后即消失。

2.出血性脑梗死

有相应的临床表现和病史。

(四)特别提示

CT 可以快速诊断,病变小者如治疗及时一般能痊愈,不遗留或很少有后遗症。病变较大者形成软化灶。

第三章 胸部疾病CT诊断

第一节 肺部疾病

一、大叶性肺炎

（一）病因病理和临床表现

大叶性肺炎以秋冬季节多见，常见于青壮年。致病菌主要为肺炎双球菌，炎症累及整个肺叶或肺段。临床表现为突然发病、畏寒发热、胸痛、咳嗽、咳痰，白细胞和中性粒细胞明显升高等。

（二）诊断要点

充血期为边缘不清的云雾状阴影，边缘模糊；实变期表现为大片状密度增高影，部分病变内有充气支气管征；消散期表现为散在的大小不一的斑片状阴影。

（三）鉴别诊断

1.肺结核

肺结核引起的肺不张，CT扫描可见肺叶缩小，而肺炎则见肺叶边缘膨大。

2.干酪型肺结核

高密度内多见虫蚀样低密度影，多见于上肺，其他肺叶内可见播散灶，以此同大叶性肺炎鉴别。

3.肺癌

中央型可见阻塞性肺炎，纵隔窗可见支气管狭窄，肿块影。

（四）特别提示

影像学检查对肺炎的发现、确定部位、动态变化及鉴别诊断很有帮助。胸部正侧位X线片为首选。CT检查的目的在于鉴别诊断。

二、小叶性肺炎

（一）病因病理和临床表现

小叶性肺炎即为支气管肺炎，常见于婴幼儿和年老体弱者。致病菌主要为肺炎链球菌、金黄色葡萄球菌，常可为麻疹、百日咳、流感的并发症。病变以小叶支气管为中心，在支气管和肺泡内产生炎性渗出。临床表现为畏寒、发热、胸痛、咳嗽、咳痰、呼吸困难等。

（二）诊断要点

病变多见于两中下肺中内带，沿肺纹理分布的斑片、小斑片状影，边缘较模糊。病灶可融合成团片状，常伴有局限性肺气肿，肺不张。

（三）鉴别诊断

1.肺结核

浸润型肺结核多见于上叶，病变新旧不一，可见纤维条索灶。

2.支气管扩张症伴感染肺

内见多发囊状、柱状扩张影，边缘伴有片状影。

（四）特别提示

细菌、病毒和真菌等均可引起小叶性肺炎，影像检查不能判断病变的病原性质。CT 发现小病灶的能力明显优于 X 线平片。

三、间质性肺炎

（一）病因病理和临床表现

细菌和病毒均可以引起间质性肺炎。小儿较成人多见，多继发于麻疹、百日咳、流行性感冒等急性传染病。在病理上为细小支气管壁与周围肺泡壁的浆液渗出及炎性细胞浸润，进一步发生充血、肺气肿或肺不张。临床上有发热、咳嗽、气急及发绀，临床症状明显，而体征不明显。

（二）诊断要点

肺纹理增多、边缘模糊，以两下肺明显，可以有网格状及小点状影，多分布于两肺下叶及肺门周围。另外可见肺气肿，两肺透亮度增高。

（三）鉴别诊断

与其他原因引起的肺间质病变鉴别，如：胶原病、肺尘埃沉着病、细支气管炎等。比较困难，需注意结合临床病史。

（四）特别提示

临床症状明显，但影像学表现相对轻微，两者相互分离，需要注意鉴别。CT 发现小病灶及肺气肿的能力优于 X 线平片。

四、肺脓肿

（一）病因病理和临床表现

引起肺脓肿的细菌主要有肺炎球菌、葡萄球菌、链球菌、大肠埃希菌等。多为支气管源性感染，少数继发于肺部病变如支气管扩张症、肺癌等。化脓性细菌引起肺实质炎变、坏死和液化，液化物质由支气管排出，形成空洞。急性肺脓肿有寒战、高热、咳嗽、咳痰、胸痛，白细胞和中性粒细胞增高。慢性肺脓肿常有咳嗽、咳脓痰和血痰，不规则发热、贫血、消瘦等。

（二）诊断要点

1.急性肺脓肿

早期见大片状高密度实变阴影，边缘模糊。实质阴影内有多个低密度灶，增强有助于发现肺炎内环形强化的脓肿。后期再融合成厚壁空洞,内壁可凹凸不平,常伴气-液平面,并可伴局部胸膜增厚和少量胸腔积液(图 3-1-1)。

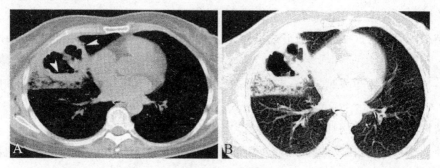

图 3-1-1　肺脓肿

右肺见大片状高密度实变阴影,内可见不规则厚壁空洞及气-液平面(无尾箭头)

2. 慢性肺脓肿

空洞壁较厚,有时可多房,内外壁清楚,可伴液平面,周围肺野可有慢性炎症和纤维索条、支气管扩张等。

3. 血行性肺脓肿

多见于婴幼儿和老年患者,为两肺大小不一的多发片状、结节状阴影,边缘模糊,结节内可见有空洞和液平面,或形成肺气囊,病灶变化快。

(三)鉴别诊断

(1)早期与细菌性肺炎鉴别,空洞未形成期鉴别困难。

(2)空洞形成后与结核空洞、癌性空洞、肺囊肿等鉴别。肺脓肿空洞多为中央性;结核空洞多为偏心、厚壁空洞,周围有卫星灶;癌性空洞偏心,厚壁,有其他继发改变;肺囊肿壁薄,环形透亮影。

(四)特别提示

肺脓肿抗感染治疗后 2 周应复查,以观察病灶有无吸收,尤其是与肺癌进行鉴别。血行性肺脓肿病灶演变迅速,可以一日数变,常可见有的病灶吸收,同时出现新的病灶。CT 和 MRI 均有助于病灶形态、内部结构与周围组织器官的二维立体的观察,临床常选择 CT 作为主要检查方法。

五、肺结核

(一)病因病理和临床表现

肺结核由结核杆菌所致。基本病理改变为渗出性病变,增殖性病变和干酪样坏死。原发性肺结核常见于婴幼儿和儿童,继发性肺结核多见于成人。肺结核临床上分为 4 型:原发性肺结核、血行播散型肺结核、继发性肺结核、结核性胸膜炎。临床表现常见为低热、盗汗、消瘦、乏力、咳嗽、咯血等。

(二)诊断要点

(1)渗出性病变,为肺小叶或腺泡实变。病灶常为多发结节灶,可融合成片状,边缘模糊。

病灶多见于上叶的尖、后段和下叶背段。

(2)结核增殖性肉芽肿形成时,周围渗出逐渐吸收,病灶密度增高,边缘清楚。

(3)干酪性肺炎为大片状或全肺叶受累,密度不均,中央有液化、坏死的低密度区。

(4)结核球直径>20mm,呈圆形或类圆形,病灶内可见空洞或钙化,周边密度较高,边缘清楚。

(5)结核空洞可为单发或多发,空洞形态多样,空洞壁一般较厚,内壁可不规则,可伴液平面。

(6)结核钙化多见于病灶的中央或边缘,呈条状、结节状或片状。

(7)肺结核,尤其是原发性肺结核,可引起肺门或纵隔淋巴结肿大,增强后淋巴结可轻度强化或环形强化(图 3-1-2)。

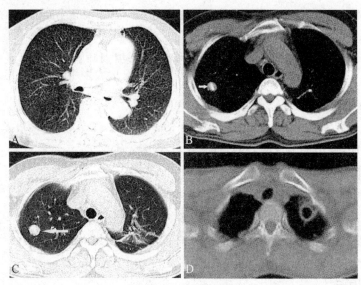

图 3-1-2　肺结核

A.血行播散型肺结核,两肺均匀分布粟粒状小结节影;B.右上肺结核球,右上肺结节内见小片状钙化(箭),纵隔淋巴结增大,可见点状钙化;C.右上肺结核球,右上肺结节灶,边缘光整清晰(箭)。左上肺渗出性病变,边界模糊;D.左上肺纤维空洞型肺结核,左上肺渗出性病变伴空洞形成,壁薄,内壁光整

(三)鉴别诊断

结核早期渗出时主要与肺炎鉴别;干酪性肺炎与大叶性肺炎鉴别;结核球与肺良性肿瘤、肺癌、炎性假瘤鉴别;结核空洞与肺脓肿、肺癌空洞鉴别。

(四)特别提示

渗出性病灶在抗结核治疗后吸收快,常在1~2个月基本吸收,增殖性病灶吸收慢。薄层或高分辨 CT 能提供病灶更多的影像学信息,从而提高 CT 对结核的诊断能力。

六、肺泡蛋白沉着症

肺泡蛋白沉着症是一种肺泡腔内富含脂质性嗜酸性蛋白物质的疾病,可能与Ⅱ型肺泡细胞产生表面物质过度及巨噬细胞清除能力障碍有关。病理特征为肺泡腔内聚集过碘酸-雪夫

(PAS)染色阳性的乳白色液体蛋白性物质。好发于 20～50 岁,男性较多见,表现为呼气性呼吸困难、咳出胶冻状物质、发绀等,常因呼吸衰竭及低氧血症、心力衰竭致死。

(一)诊断要点

(1)双侧对称或不对称性斑片状或弥散性气腔实变或 GGO。

(2)小叶间隔光滑增厚,呈多边形,与 GGO 构成碎石路状(图 3-1-3)。

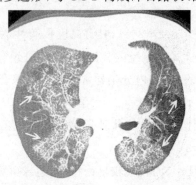

图 3-1-3　肺泡蛋白沉着症

男,33 岁。两肺多发斑片状 GGO 及小叶间隔、小叶内间隔增厚(4 个白箭和 6 个白色星号)

(二)特别提醒

不典型:结节及肿块,较高密度实变。

七、百草枯中毒

百草枯对人体毒性极大,口服 2～6g 即可致死,肺内聚集为血浆浓度的 10～90 倍。肺损伤机制尚不明确,病理改变是肺泡上皮破坏、透明膜形成、肺水肿、出血、纤维化。胸区表现包括咳嗽、咳痰、胸闷、气促、呼吸困难、肺出血及 ARDS、呼吸衰竭。

(一)诊断要点

(1)早期呈散在磨玻璃病变(GGO),进展期 GGO 增大、并出现实变(图 3-1-4),晚期小叶间隔及小叶内间隔增厚、支气管扩张。

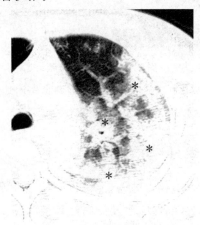

图 3-1-4　百草枯中毒

女,28 岁。左上叶斑片状实变(4 个黑色 ＊),边界模糊,其余两肺多发类似病变(未列出)

（2）其他：纵隔气肿、胸腔及心包积液。

（二）特别提醒

中毒后 2～3 天的 CT 所见可预测预后。

八、小细胞肺癌（SCLC）

小细胞肺癌（SCLC）占肺癌 15%～20%，具有高度侵袭性，就诊时常已出现转移。起源于支气管黏膜基底层的嗜银细胞，属于神经内分泌肿瘤，免疫组化染色神经元特异性烯醇化酶（NSE）阳性具有特异性。临床表现中，内分泌异常及副肿瘤综合征具有提示诊断的作用。

（一）诊断要点

（1）中央型占 95%，呈肺门区实性肿块伴肺门、纵隔淋巴结转移，融合后形成"冰冻纵隔"，原发灶小，而纵隔转移灶大（图 3-1-5A）。

（2）仅 5% 为周围型，以病灶小、而转移较早为特点，边缘可见毛刺及分叶（图 3-1-5B）。

（二）特别提醒

早期转移及内分泌异常提示本病诊断。

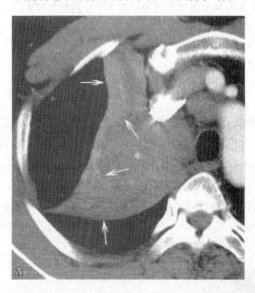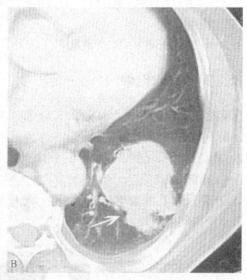

图 3-1-5　小细胞肺癌

A.男，49 岁。右上纵隔旁中度强化肿块（白色星号），其远侧的右上叶体积缩小、实变及明显强化（4 个白箭）。B.男，74 岁。左下叶巨大软组织密度肿块，边缘分叶（白箭）

九、弥散性细支气管肺泡癌（BAC）

弥散性细支气管肺泡癌（BAC）仅占肺癌 5%。2011 年国际肺癌新分类已取消 BAC 个词，代之以原位腺癌、鳞屑样生长的浸润性腺癌及浸润性黏液腺癌。弥散性 BAC 占所有 BAC 的 40%，瘤细胞沿支气管及肺泡壁生长，分非黏液性与黏液性两类。部分病例的大量黏液性痰为其临床特点。

(一)诊断要点

(1)两肺多灶性或弥散性实变或磨玻璃病变(GGO),密度较低,内见含气支气管征。

(2)也可呈弥散性多发结节,边界清楚或模糊,有时见空洞化,壁较厚且不均匀。

(二)特别提醒

实变或 GGO 内枯枝状支气管及增强显示其内强化血管走行为其特征。

十、肺类癌

肺类癌约占肺肿瘤 2%,为具有神经内分泌分化的低恶度肿瘤。瘤细胞排列呈巢状与带状,内见神经内分泌颗粒。平均 45 岁,女性略多见,以 Cushing 综合征及类癌综合征为特征。实验室检查 5-HT、ACTH 等增高。

(一)诊断要点

(1)大部分(85%)为中央型,表现为肺门肿块伴远侧阻塞肺改变等。

(2)周围型者呈类圆形或长条形肿块,可伴钙化及毛刺、胸膜凹陷等。

(3)增强扫描常为明显强化。

(二)特别提醒

可出现淋巴结及血行转移。

十一、肺转移瘤

肺转移瘤为肺外或肺内恶性肿瘤经血行、淋巴途径、支气管等侵入肺、形成与原发肿瘤组织学一致的瘤灶,常见原发瘤包括肺癌、乳腺癌、胃肠道癌及泌尿生殖系统恶性肿瘤等。多数患者临床表现不明显,少数出现咳嗽、痰中带血或咯血、呼吸困难等。

(一)诊断要点

(1)单发或多发结节或肿块、粟粒状病变,随机分布,边界清楚,无毛刺与分叶,大小从微结节至巨大肿块(图 3-1-6A)。

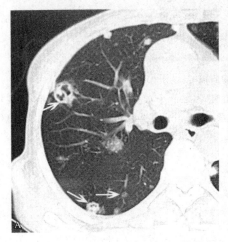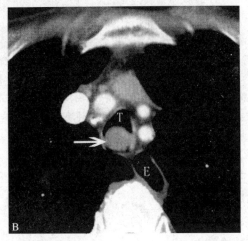

图 3-1-6 肺转移瘤

A.男,59 岁。直肠癌肺转移。右肺多发大小不等的结节,胸膜下多见,部分内见空洞(3 个白箭),左肺类似多发病变(未列出)。B.男,74 岁。食管癌气管转移。胸段气管(T)内明显强化的圆形肿块(白箭),(E)食管

（2）瘤灶肺门侧见血管引入。

（二）特别提醒

鳞状细胞癌、移行细胞癌、胃肠道腺癌、肉瘤等转移灶易出现空洞；转移瘤也可侵犯大呼吸道（图3-1-6B）。

第二节　纵隔疾病

一、胸腺瘤

（一）病因病理和临床表现

胸腺瘤是前纵隔最常见的肿瘤，多见于成年人。病理上可分为上皮细胞型、淋巴细胞型、混合细胞型。临床上根据病理学表现和生物学行为分为良性胸腺瘤和侵袭性胸腺瘤、胸腺癌（罕见）。胸腺瘤多无临床症状，约1/3患者临床症状为重症肌无力，胸痛、胸闷、咳嗽等，15%重症肌无力患者伴有胸腺瘤。

（二）诊断要点

良性胸腺瘤表现为前纵隔内圆形、类圆形肿块，大小不一，通常密度均匀，部分可有囊变，边缘光整，可有分叶。增强后实质部分均匀强化（图3-2-1A）。

侵袭性胸腺瘤表现为边缘不清的肿块，增强后强化明显，密度不均，常侵犯纵隔胸膜、心包，大血管、气管，可沿胸膜种植，可伴胸腔积液（图3-2-1B）。

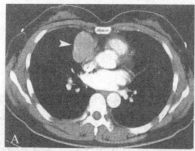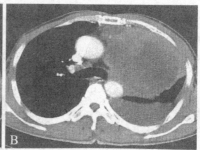

图3-2-1　胸腺瘤

A.胸腺瘤，右前纵隔见类圆形肿块，密度均匀，边缘光整（无尾箭头），与周围组织分界清晰，轻度均匀强化；B.侵袭性胸腺瘤，左侧前上纵隔巨大肿块，侵犯周边胸膜，不均匀轻度强化，内可见大片液性坏死区，左侧胸腔内见积液

胸腺癌CT表现与侵袭性胸腺瘤类似。

（三）鉴别诊断

1.胸腺增生

多见于儿童，密度均匀。

2.畸胎瘤

发生部位较胸腺瘤偏低，边界清楚，密度不均匀，囊性变为水样密度，内见脂肪、骨化、钙化为其典型特征，发病年龄较胸腺瘤轻。

3.淋巴瘤

可见多发淋巴结肿大,可融合,常两侧生长,伴有肺门淋巴结肿大。

(四)特别提示

常规 X 线胸正侧位片一般能明确诊断。CT 对于病灶的发现、大小形态、局部浸润及并发症的诊断具有很高的价值。螺旋 CT 三维重建对肿瘤的显示更有效。CT 检查周围结构明显侵犯或手术时如发现肿瘤侵犯到邻近结构即可定为侵袭性胸腺瘤。

二、胸腺癌

胸腺癌来自胸腺上皮,具有局部侵袭性、淋巴结与血行转移。包括鳞状细胞癌、神经内分泌癌、淋巴上皮样癌、黏液表皮样癌、未分化癌、基底细胞癌、肉瘤样癌、透明细胞癌、乳头状癌等。好发年龄平均 46 岁。表现为胸痛、咳嗽、上腔静脉综合征、高钙血症、类癌综合征、Cushing 综合征等。

(一)诊断要点

(1)前纵隔大肿块(>5cm),边缘分叶及不规则,侵犯纵隔结构及胸壁(图 3-2-2A、B),可伴淋巴结大及远处转移。

(2)常为不均匀、中度强化。

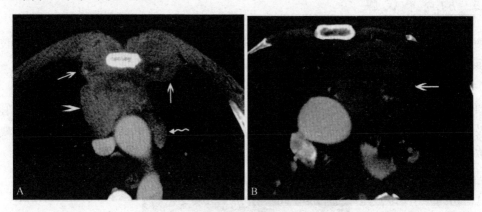

图 3-2-2　胸腺癌

A.男,40 岁。胸腺癌。前纵隔明显及不均匀强化肿物(白色燕尾箭头),向前侵犯前胸壁(2 个白箭),主动脉弓左侧增大淋巴结(白色波浪弯箭)。B.男,71 岁。胸腺类癌。前纵隔球形、不均匀强化肿块(白箭),内见斑点状钙化

(二)特别提醒

远处转移及局部结构侵犯提示本病,但需要与胸腺其他疾病鉴别(表 3-2-1)。

表 3-2-1　胸腺病变 CT 鉴别要点

疾病	临床病理特点	CT 特点
胸腺增生	好发于儿童及青少年,体积增大、结构正常或淋巴滤泡增生,可伴重症肌无力、类风湿关节炎、甲状腺功能亢进等	胸腺正常、增大或脂肪化的胸腺内>0.5cm 的软组织结节与肿块或片状影

疾病	临床病理特点	CT特点
胸腺反跳	见于化疗、放疗、激素治疗后、严重疾病后	在上述原因后数月内增大,恢复正常或进一步增大
胸腺瘤	按生物学行为分为侵袭与非侵袭性,按细胞分化分为 A、AB、B_1、B_2、B_3 型,为前纵隔最常见肿瘤	类圆形、分叶状肿物,边缘不整。常突向一侧,较大伴囊变及坏死,侵袭性者肿瘤周围脂肪间隙密度增高与模糊、胸膜增厚与积、胸膜结节,少数累及腹膜后
胸腺癌	包括鳞状细胞癌、淋巴上皮癌、类癌等	前纵隔较大肿块,伴邻近结构侵犯、淋巴结转移及远处转移、胸膜与心包种植等
胸腺脂肪瘤	组织学为成熟脂肪,少数呈蒂状与胸腺相连,平片似心影增大	前纵隔脂肪密度肿物,内见索条状及结节状软组织密度影,有时肿块巨大、包绕心脏
胸腺囊肿	来自胸腺咽管残余,偶见手术后及化疗、感染后	类圆形或囊袋状低密度,壁可钙化,无强化
胸腺淋巴瘤	主要是霍奇金病	胸腺弥散性增大及软组织肿块

三、胸内甲状腺

胸内甲状腺大部分为甲状腺肿,也可为甲状腺腺瘤、甲状腺癌及淋巴瘤,少数为异位甲状腺。多见于女性,临床表现常为食管与气管受压症状。

(一)诊断要点

(1)前上纵隔肿物,与颈区甲状腺相连,主动脉弓及其分支、头臂静脉受压后移,气管受压向后及一侧移位(图 3-2-3),平扫为高密度、低密度、等密度的混杂密度,高密度区代表碘对比剂摄取。

(2)增强扫描实性区明显强化。

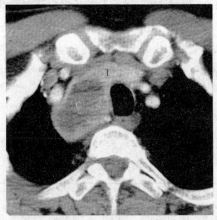

图 3-2-3 胸内甲状腺

女,57 岁。气管受压、其右侧囊性肿物(C),与增大的甲状腺(T)相连

（二）特别提醒

与甲状腺相连及气管移位为其特征。

四、畸胎瘤

纵隔畸胎瘤起源于生殖细胞，常为良性及囊实性，病理学包括成熟性、囊性、不成熟性及恶性畸胎瘤，前者最常见，包含分化良好的外胚层结构，如皮肤、毛发，以及软骨、肌肉。好发年龄为青少年，较小时无症状，较大者压迫纵隔结构引起气短、咳嗽、胸骨后压迫感及疼痛等症状。

（一）诊断要点

（1）前纵隔较大肿物，常偏向一侧，内含多种密度结构，包括软组织、脂肪或骨髓、钙化或牙、水样密度（图3-2-4A）。

（2）实性区域中度强化（图3-2-4B）。

（3）并发症：肺不张、肺炎、破入主动脉及上腔静脉。

（二）特别提醒

轮廓不规则、呈结节状、边界模糊、包膜较厚及强化提示为恶性畸胎瘤。

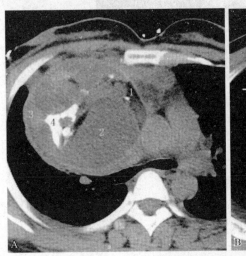
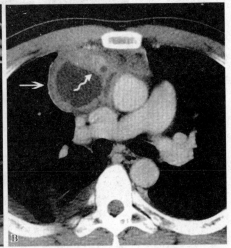

图3-2-4 成熟畸胎瘤

A.男，24岁。右前上纵隔巨大混杂密度肿物，内见脂肪密度（1）、水样密度（2）、软组织密度（3）及钙化密度（4）。B.女，32岁。右前上纵隔囊实性肿物（白箭），囊壁及左前方实性区较明显强化（白色波浪弯箭）

五、淋巴瘤

纵隔淋巴瘤常为全身淋巴瘤一部分。早期可局限于一侧气管旁淋巴结，通常迅速发展侵及两侧纵隔淋巴结，并侵犯结外组织。临床表现为发热和浅表淋巴结大，压迫呼吸道时可致咳嗽及呼吸困难等。

（一）诊断要点

（1）前纵隔和支气管旁组淋巴结大最常见，气管与支气管组和隆突下组次之，可融合成块，较大时坏死，放疗后还可出现钙化，轻度强化（图3-2-5）。

（2）其他：胸腔及心包积液、胸膜结节、肺内浸润病灶。

（二）特别提醒

多组淋巴结受侵，前纵隔及气管旁较多。

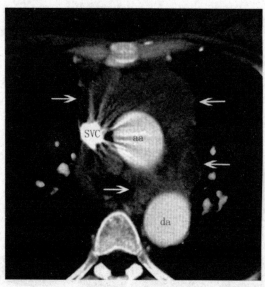

图 3-2-5　淋巴瘤

　　女，29 岁。前中纵隔弥散性软组织肿块（4 个白箭），并向后累及主-肺动脉窗、气管右前方；SVC.上腔静脉；aa.升主动脉；da.降主动脉

第四章　腹部疾病 CT 诊断

第一节　肝脏疾病

一、肝囊肿

肝囊肿是比较常见的良性疾病，根据发病原因不同，可将其分为非寄生虫性和寄生虫性肝囊肿。非寄生虫性又分为先天性和后天性（如创伤、炎症性和肿瘤性，又称为假性囊肿）。以先天性肝囊肿最常见，先天性肝囊肿起源于肝内迷走的胆管或因肝内胆管和淋巴管在胚胎期发育障碍所致。可单发或多发，肝内2个以上囊肿者称为多发性肝囊肿。有些病例两肝散在大小不等的囊肿，又称为多囊肝，通常并存有肾、胰腺、脾、卵巢及肺等部位囊肿。本部分内容主要讨论先天性肝囊肿表现。临床一般无表现，巨大囊肿可压迫肝和邻近脏器产生相应症状。

（一）病理

肝囊肿根据数目可分为单发和多发，单发者称为孤立性肝囊肿，多发者称为多囊肝或囊泡肝。单发者囊肿直径可达数厘米，囊内充满澄清液体。

多囊肝时肝体积可明显增大，肝重常在1500g以上。个别病例可达4000g。肝内囊肿数目不等，肝囊肿以外的胆管、血管、肝实质均无异常。偶有囊肿破裂或囊内自发性出血的报道（图4-1-1）

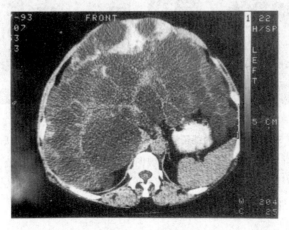

图 4-1-1　多囊肝

肝体积增大，整个肝基本被大小不等的低密度影所代替

（二）CT 表现

肝囊肿的大小变化很大，小者仅几毫米，大者十几厘米，CT 上表现为边界清楚的圆形或类圆形的低密度影，其壁极薄而难以看到，其内均匀无结构。囊内 CT 值为 0～15HU。根据这些特征，诊断肝囊肿不困难，但在有些肝脓肿，慢性血肿，转移性肿瘤坏死时，其 CT 值也可表现相似，但这些病变没有像囊肿那样极薄的光滑囊壁，囊内均匀一致以及囊肿无增强而做出鉴别（图 4-1-2A、B）。

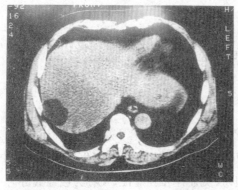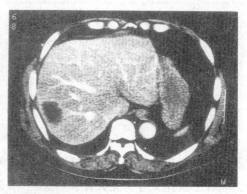

图 4-1-2　AB 单纯性肝囊肿

A.平扫,肝右叶边缘清楚的低密度影;B.增强,病变区无增强

有时胰腺的假囊肿扩张到肝内而相似于孤立性肝囊肿。还应提到的是 Bilomas 也可相似于肝囊肿，但 Bilomas 通常位于肝脏相近的肝周间隙。

肝囊肿太小时由于囊肿四周的肝组织密度的影响而使囊肿内密度增高现象（部分容积效应），这就使得囊肿与肝脏肿瘤不易鉴别。此时如采用薄层扫描（1.5mm）就可将两者加以区分（图 4-1-3）。

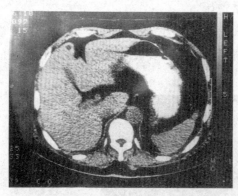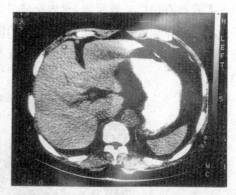

图 4-1-3　单纯性肝囊肿

A.肝左叶内侧段有一0.5cm 直径大小的低密度影,CT 值 28HU;B.用减薄扫描后病变区 CT 值为 4HU

有时肝的囊性肿瘤出现与肝囊肿相似表现时，单靠 CT 进行鉴别是有困难的，此时结合超声是必要的，即在超声下观察囊内有无分隔以及囊壁是否光滑，因为尽管有些肿瘤表现为囊性，但仍不含像肝囊肿那样囊内无分隔，囊内壁极光滑如胆管囊腺瘤。

二、细菌性肝脓肿

(一)病理

病原体主要是大肠杆菌,金黄色葡萄球菌。

细菌性肝脓肿按感染途径可分为三种。

1.门静脉炎性肝脓肿

这种肝脓肿的原发灶在门静脉系所属的器官,最多见者为化脓性阑尾炎及肠溃疡,细菌经门静脉进入肝,引起门静脉血栓性静脉炎,继而导致化脓性炎,最后脓肿形成。起初为多数小脓肿,渐而聚积或呈分叶状,最后融合成较大的脓肿灶。

2.胆管炎性肝脓肿

多为胆石症或化脓性胆囊炎时细菌上行性感染肝内胆管系统所致。

3.肝动脉性肝脓肿

此乃全身性败血症或脓毒血症时血循环中的细菌栓子由肝动脉带入肝脏所致,多见于细菌性心内膜炎。

(二)CT 表现

细菌性肝脓肿 CT 表现较为特征性,诊断的准确性 95%~98%。典型的 CT 表现为平扫时肝内低密度块影,其 CT 值 2~36HU,这是因为肝脓肿内的液体可以是稀薄或黏稠所致。低密度块影中出现气体是有决定性诊断意义的,但仅有 20% 的病例出现。气体多呈小气泡状,也可有气液面出现。如见到大的气液面时提示肝脓肿与胃肠道相通。脓肿的中央可以是单腔也可以是多腔。即使是多腔性的,其腔与腔之间也是互相交通的。因而经皮引流与单腔性的效果是一样满意的,有报道在 13 例肝脓肿的经皮引流中 11 例获得成功。由于脓肿壁为肉芽组织,故在增强扫描时可见到比周围肝实质密度增高的环状密度增高影,约 30% 的病例可出现这种脓肿壁的增强环。

从上述可以看到,肝脏细菌性脓肿的 CT 诊断,除见到气体影是一特异性征象外,其他表现是非特异性的,需结合临床病史,必要时经皮穿刺活检方能确诊。

三、霉菌性肝脓肿

肝脏的霉菌感染十分少见,已报道的有放线菌、念珠菌和曲菌。

(一)病理

肝的放线菌感染多为阑尾或大肠的放线菌病沿门静脉入侵肝脏而来。念珠菌和曲菌则多为血液系统恶性肿瘤经大剂量放疗后导致免疫抑制后发生的全身性霉菌感染在肝的表现。霉菌性肝脓肿为多发性,病灶大小不等。肉芽肿为该病的基本病理改变,脓肿壁组织细胞,淋巴细胞浸润比细菌性肝脓肿明显,故脓肿壁较厚,脓腔不大,病程较长,可有瘢痕形成。

(二)CT 表现

霉菌性肝脓肿的典型 CT 表现为肝实质内多数散在的小圆形低密度影。注射造影剂后大多数病灶无增强,少数病灶则有一定程度的边缘增强。偶尔在低密度病灶的中心见到高密度影,可能是脓肿内的霉菌丝积聚而致,因为霉菌性肝脓肿病灶小,变化多,所以必须进行平扫和增强。已经发现,即使已经有活检证实的肝霉菌性脓肿,CT 或超声都未能得到影像学诊断的例子,因此当临床高度怀疑霉菌感染时,即使 CT 未能发现,亦不能排除霉菌性脓肿的诊断,而应进一步检查以获得组织学证实。

霉菌性脓肿应与转移性肿瘤和细菌性脓肿鉴别。对于与转移性肿瘤鉴别,尚缺乏有力的鉴别点,但 CT 检查可用于抗霉菌治疗前后的疗效评价。治疗有效时表现为肝内病灶数目减少,病变缩小,最后病变全部消失。但在治疗中病灶变化不大也不能认为治疗无效,因为即使霉菌杀死,无病原体感染时,其基础病理改变是肉芽肿性病变,此种改变可持续很长时间,也可在痊愈时出现坏死,这一点是霉菌性脓肿与细菌性肝脓肿所不同的。

四、阿米巴性肝脓肿

溶组织阿米巴滋养体从肠溃疡处侵入肠壁小血管随血液进入门静脉到达肝内繁殖,破坏肝组织后形成阿米巴性肝脓肿。临床以 50 岁以下男性多见,约半数患者可追问到数周或数月前有阿米巴痢疾史。

(一)病理

阿米巴性肝脓肿多位于右叶后上部,单发,大小不等,大者达儿头大小,内壁高低不平,如破棉絮样,腔内充满褐色脓稠坏死物和尚未完全液化的坏死组织,血管和胆管等结构。

(二)CT 表现

阿米巴肝脓肿 CT 上表现多种多样,多为界限清楚的圆形或卵圆形低密度影,其中央可见密度更低影,CT 值 10~20HU。平扫时周边密度稍高于中心呈环状,注射造影剂后,周边密度可明显增高,病灶可以是单囊或多囊,周边呈结节状。如继发细菌感染,则可在囊内见到气体。

虽然阿米巴性肝脓肿 CT 上缺乏特征性的表现,但如果结合病史及超声检查,诊断的准确率可达 100%,因此,当 CT 怀疑本病时,应结合超声检查结果明确诊断。

五、肝包囊虫病

棘球绦虫的蚴虫(又称包虫)在肝内寄生引起肝包囊虫病。棘球绦虫有数种,感染人体肝脏者为细粒棘球幼虫和泡状棘球幼虫。成虫寄生于犬、狼、狐的小肠内,虫卵随粪便排出后污染水源或蔬菜,人吞食虫卵后在小肠孵化成幼虫,钻入肠壁血管到达肝脏。

(一)病理

细粒棘球蚴病一般以肝右叶为多,左叶少见(约 4∶1),可为单发性,但多数为 2~3 个囊腔形成。囊壁有两层结构,外层为肝组织中纤维组织增生形成包绕的纤维性囊壁,厚 3~5mm,内层为幼虫本体的生发层的角质层形成,呈白色半透明的胶样膜。囊内蚴虫大都死亡,仅为无色澄清液体充填。如发生继发感染可与肝细菌性肝脓肿相似。

泡状棘球蚴病在肝内形成无数细小囊泡,聚积而似海绵状,边缘不整,无完整的角质层和纤维包绕,小囊泡内充以胶状液。当肝门淋巴结内有感染时,可酷似肝细胞癌伴肝门淋巴结转移。

（二）CT 表现

细粒棘球蚴病呈现单房或多房的界限清楚的囊肿，囊壁一般不厚。在外周及中央分隔中可见钙化。即使囊壁没有钙化，密度也比较高，并有对比增强。有时可在大囊腔内见到子囊的分隔，一般子囊位于大囊的一侧壁上，而且子囊的密度比大囊为低，这一点对于鉴别诊断有意义。有时子囊也可以游离于大囊内。故当患者变换体位时，子囊的位置也相应有改变，这一点在诊断上是十分有意义的。当发生感染时囊壁的界限变得不清楚，囊内可出现空气，囊内密度增加。当然有时未见感染仅有囊肿破裂时，上述改变也可以出现，故当囊壁界限不清，囊内密度增加等出现时不一定是有感染存在。

泡状棘球蚴病的特征改变是地图状浸润的低密度影，病灶界限不清，包膜不明显，CT 值在 14～40HU 之间，病灶为实性而非囊性。注射造影剂后无增强。可见到不规则的或结节状钙化，而不像细粒棘球蚴时的包膜环状钙化。病变还可扩展到腹壁、膈、肝门，因此，很像肝脏的浸润性肿瘤。有学者曾遇到一例，术前 CT 表现考虑为肝细胞癌，只有术后病理诊断才得以证实。

六、肝血吸虫病

我国流行的血吸虫病为日本血吸虫，引起肝脏病变主要是肝急性血吸虫病和肝慢性血吸虫病。急性者除肝脏大外 CT 上无特征性表现。慢性者由于门静脉分支内的虫体，以及随门静脉血流入肝的虫卵不久后死亡，卵壳发生钙化、硬化，因而在 CT 上，特征性表现为肝包膜下及肝门部的虫卵钙化，可呈晶格状。由于肝门纤维组织增生，肝细胞萎缩，肝门脂肪组织增多，CT 上表现为肝门周围的脂肪影扩大，慢性肝血吸虫病可引起胆管细胞癌，故当诊断有血吸虫病时，应警惕有无癌肿的发生。

七、脂肪肝

脂肪肝为各种因素代谢障碍所致的肝细胞内脂肪过多沉积，也称肝脂肪浸润。可为全肝弥散性，也可为叶性、段性或局限的楔形，罕见时为多灶性、似转移瘤。

（一）诊断要点

(1)平扫肝实质密度低于脾密度，肝血管影可呈相对高密度（图 4-1-4A），局限性者常位于镰状韧带附近，边界平直（图 4-1-4B）。

(2)增强扫描脂肪肝区域密度与相对正常肝实质区密度差减小，且见正常走行血管。

（二）特别提醒

(1)轻度脂肪肝需测 CT 值进行诊断。

(2)局灶性脂肪肝，尤其是多灶性者易误诊为肿瘤，可行增强扫描、MRI 检查鉴别（图 4-1-4C）。

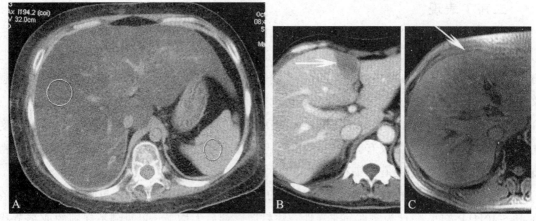

图 4-1-4　脂肪肝

A.女,10 岁。弥散性脂肪肝。肝实质 CT 值 33HU,肝内血管及膈肌呈相对高密度。B.女,56 岁。局限性脂肪肝。肝Ⅳ段、近肝圆韧带裂处楔形低密度灶(白箭),边缘清楚,CT 值 8HU。C.同相位图像,病变为等信号(白箭),反相位上信号下降、压脂 T_2WI 为等信号(未列出),动态增强扫描其内可见血管走行(未列出)

八、肝硬化

肝硬化为各种原因所致的肝实质弥散性纤维化与再生结节,包括肝炎、酗酒、血色病、中毒与代谢性疾病、寄生虫、胆管病变等。临床表现为腹水、静脉益张、肝功能异常等。

(一)诊断要点

(1)肝轮廓波浪状、右半肝与肝Ⅳ段萎缩及尾状叶与肝Ⅱ～Ⅲ段肥大,肝裂增宽(图 4-1-5A),肝密度异常减低、再生结节(等或稍高密度)、胸腔积液、腹水、静脉曲张、脾大。

(2)肝实质强化密度趋向均匀(图 4-1-5B)。

(3)融合性纤维化:平扫为不规则片状低密度,增强扫描为延迟强化。

(二)特别提醒

CT 对再生结节的显示不如 MRI。

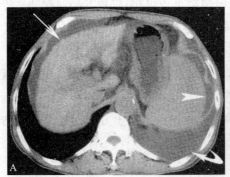
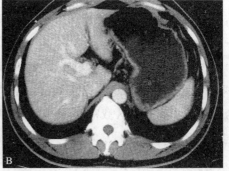

图 4-1-5　肝硬化

A.男,62 岁。肝轮廓呈波浪状(白箭),肝裂增宽,右半肝缩小,肝实质密度不均,脾大,肝脾周围腹水征(白箭头),左侧胸腔积液(白弯箭)。B.男,34 岁。肝再生结节。肝裂增宽,门静脉稍增宽(15mm),T_2WI 示肝内多发低信号结节(未列出)

九、门静脉高压

门静脉高压为肝血管床弥散性纤维化所致门静脉离肝血流及其与体静脉之间形成侧支循环,病因主要是肝硬化。

(一)诊断要点

(1)门-体静脉侧支增粗,常见者包括食管及其周围、胃与脾门周围、附脐静脉、胃左静脉、脾-肾与胃-肾静脉,呈迂曲状软组织影,增强明显强化(图 4-1-6A,B),门静脉管径>13mm、脾静脉与肠系膜上静脉>10mm。

(2)脾大、腹水、肠系膜及大网膜水肿等。

(二)特别提醒

门-体静脉之间吻合超过 20 条。

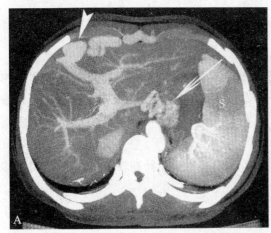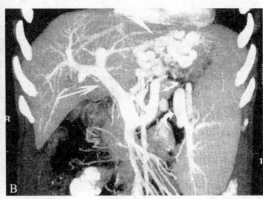

图 4-1-6 门静脉高压

A.女,16 岁。门静脉左支、附脐静脉(白箭头)、胃底静脉曲张(白箭)。B.女,45 岁。门静脉(白箭)、胃底静脉(白箭头)、脾静脉(2 个白弯箭)明显增粗迂曲

十、门静脉血栓

门静脉(PV)血栓常见病因包括肝硬化、肝及胆系恶性肿瘤、胰腺癌、肝或胃肠道感染性疾病、骨髓增生性疾病、高凝状态、口服避孕药、抗磷脂综合征等。临床可见腹胀、食欲减退及原发疾病表现。

(一)诊断要点

1.平扫

有时可见 PV 增粗及密度增高。

2.增强

PV 主干及分支、属支内充盈缺损,管腔部分或完全阻塞,栓子无强化(图 4-1-7A~C)。

3.其他

包括 PV 海绵样变、肠系膜及肠壁水肿、腹水,以及原发疾病征象。

（二）特别提醒

肿瘤患者 PV 血栓需与瘤栓鉴别，后者栓子可见强化，呈条纹状或明显及均匀强化。

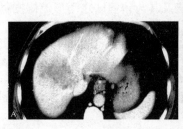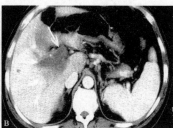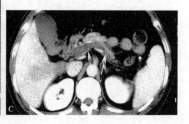

图 4-1-7　门静脉（PV）血栓

男，49 岁。肝脓肿继发 PV 血栓。A.肝Ⅷ低强化、蜂窝状病变（白箭）；B.肝门水平，PV 主干及左、右支内充盈缺损（2 个白箭）；C.胰腺水平，脾静脉内也见充盈缺损（2 个白箭）

十一、肝细胞腺瘤

（一）病因病理和临床表现

肝细胞腺瘤与口服避孕药或合成激素有关，肿瘤由分化良好、形似正常的肝细胞组织构成，无胆管，表面光滑，有完整假包膜。主要见于年轻女性，多无症状，停用避孕药肿块可以缩小或消失。

（二）诊断要点

平扫为圆形低密度块影，边缘锐利，少数为等密度，增强扫描动脉期较明显强化，有时肿瘤周围可见脂肪密度包围环，为该肿瘤特征。

（三）鉴别诊断

1.肝癌

与肝细胞癌相比，腺瘤强化较均匀，无结节中结节征象。

2.肝局灶性结节增生

中央瘢痕为其特征。

3.肝血管瘤

强化模式呈"早出晚归"，可多发。

（四）特别提示

肝腺瘤在 CT 上与其他实性肿瘤表现相似，不易做出定性诊断。若有长期口服避孕药史，可供诊断参考。

十二、肝局灶性结节增生

（一）病因病理和临床表现

肝局灶性结节增生（FNH），是一种相对少见的肝良性富血供占位病变。常为单发，易发生于肝包膜下，边界多清晰，但无包膜，其病理表现为实质部分由肝细胞、Kupffer 细胞、血管和胆管等组成，肝小叶的正常排列结构消失；肿块内部有放射性纤维瘢痕、瘢痕组织内包含一条或数条供血滋养动脉为其病理特征。临床多见于年轻女性,通常无临床症状。

(二)诊断要点

平扫表现为等或略低密度,中央瘢痕为更低密度;动态增强扫描 FNH 表现基本恒定,表现为动脉期明显均匀强化(中央瘢痕除外),程度强于肝细胞肝癌及海绵状血管瘤,门脉期强化程度降低,略高于正常肝组织,中央瘢痕一般延迟强化(图 4-1-8)。

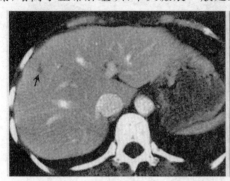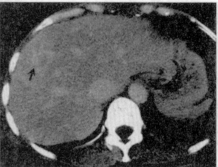

图 4-1-8　肝局灶性结节增生

CT 增强扫描检查显示肝右前叶类圆形团块强化(箭),中央瘢痕延迟期强化(箭)

(三)鉴别诊断

主要与肝细胞肝癌鉴别,FNH 无特殊临床症状,中央瘢痕为其特征。

(四)特别提示

CT 可动态反映病灶血供特点,定性能力强。对于不典型者,以放射性核素扫描和 MRI 检查意义大。

十三、肝血管平滑肌脂肪瘤

(一)病因病理和临床表现

肝血管平滑肌脂肪瘤(AML),是一种较为少见的肝良性间叶性肿瘤,由血管、平滑肌和脂肪 3 种成分以不同的比例组成。随着病理诊断水平的不断提高,近年来对其报道逐渐增多,但由于该瘤的形态学变异多样化,因此大多数病例误诊为癌、肉瘤或其他间叶性肿瘤。

(二)诊断要点

肝血管平滑肌脂肪瘤病理成分的多样化导致临床准确诊断肝血管平滑肌脂肪瘤存在一定困难。根据 3 种组织成分的不同比例将肝血管平滑肌脂肪瘤分为以下 4 种类型。

1.混合型

各种成分比例基本接近(脂肪 10%～70%)。混合型肝血管平滑肌脂肪瘤是肝血管平滑肌脂肪瘤中常见的一种类型,CT 平扫为含有脂肪的混杂密度,各种成分的比例相近,增强扫描动脉期软组织成分有明显强化,多数能持续到门脉期,病灶中心或边缘可见高密度血管影(图 4-1-9A、B)。

2.平滑肌型

脂肪<10%,根据其形态分为上皮型、梭形细胞型等。动脉期及门脉期强化都略高于周围肝组织,但术前准确诊断困难(图 4-1-9C～E)。

3.脂肪型(脂肪≥70%)

脂肪型肝血管平滑肌脂肪瘤影像学表现相对有特征性,脂肪是其特征性 CT 表现之一。其他成分的比例相对较少,因此在 CT 扫描时发现有低密度脂肪占位则高度怀疑肝血管平滑肌脂肪瘤(图 4-1-9F)。

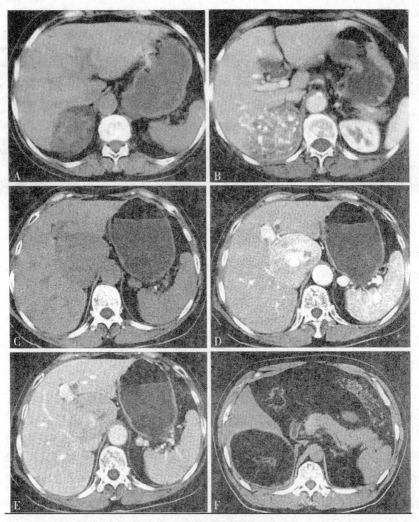

图 4-1-9 肝血管平滑肌脂肪瘤

A、B.为混合型:可见脂肪低密度及软组织影、增强的血管影;C~E.为平滑肌型:实质内未见明显脂肪密度,中央可见粗大畸形的血管影,增强扫描为"快进快出"模式;F.脂肪型:大部分为脂肪密度

4.血管型

血管型肝血管平滑肌脂肪瘤诊断依靠动态增强扫描。发现大多数此类的肝血管平滑肌脂肪瘤在注射对比剂后 40 秒,病灶达到增强峰值,延迟期(>4 分钟)病灶仍然强化,强化方式酷似血管瘤,造成鉴别诊断困难,主要靠病灶内含有脂肪及中心高密度点状血管影加以区别。

(三)鉴别诊断

1.脂肪型肝血管平滑肌脂肪瘤

首先要与肝含脂肪组织的肿瘤鉴别。①脂肪瘤及脂肪肉瘤,CT 值多在－60Hu 以下,而且无异常血管及强化组织,脂肪肉瘤形态不规则,边缘不光滑。②肝局灶性脂肪浸润,常呈扇形或楔形,无占位表现,其内有正常血管穿过。③肝癌病灶内脂肪变性,分布弥漫,界限不清,伴有液化坏死和血管侵犯,有肝硬化和甲胎蛋白升高。④髓源性脂肪瘤,由于缺乏血供,血管造影呈乏血供或少血供。

2.平滑肌型肝血管平滑肌脂肪瘤

需要与肝癌、血管瘤、腺瘤等相鉴别:①肝细胞癌,增强扫描"早进早出",动脉期多为明显强化,呈高密度,但门脉期及平衡期强化不明显,密度相对低于周围正常肝组织。肝血管平滑肌脂肪瘤的软组织成分在门脉期仍呈稍高密度,尤其对于脂肪成分少的肝血管平滑肌脂肪瘤(HAML)容易误诊为肝癌。②肝转移瘤或腺瘤,鉴别诊断主要依赖病史,瘤内出血、坏死有助于鉴别肝腺瘤。

3.血管型平滑肌脂肪瘤

强化方式和血管瘤的强化方式相似,在平衡期仍然为较高密度。肝血管瘤由扩张的血管及血窦组成,血窦内衬内皮细胞。有厚薄不一的纤维隔,其血供特点为"快进慢出",在增强扫描时强化密度与肝动脉相近,动脉期、门脉期均为明显强化,而平衡期多为稍高密度。较大的肝血管瘤内可有纤维化,呈低密度,与肝血管平滑肌脂肪瘤内含脂肪的低密度明显不同,因而鉴别诊断主要依靠肝血管平滑肌脂肪瘤内有脂肪成分及中心血管影。

(四)特别提示

动态增强多期扫描可充分反映肝血管平滑肌脂肪瘤的强化特征,有助于提高肝血管平滑肌脂肪瘤诊断的准确性,但是对不典型病灶必须结合临床病史和其他影像学检查方法,在 CT 引导下细针抽吸活检对肝血管平滑肌脂肪瘤诊断有帮助。少脂肪的肝血管平滑肌脂肪瘤可以行 MRI 同相位、反相位扫描。

十四、肝癌

(一)病因病理和临床表现

肝癌是成人最常见的恶性肿瘤之一,肝癌患者大多具有肝硬化背景。有 3 种组织学类型:肝细胞型、胆管细胞型、混合细胞型。肿瘤主要由肝动脉供血,易发生出血、坏死、胆汁淤积。肿块>5cm 为巨块型;<5cm 为结节型;细小癌灶广泛分布为弥漫型。纤维板层样肝细胞癌为一种特殊类型肝癌,以膨胀性生长并有较厚包膜及瘤内钙化为特征,多好发青年人,无乙型肝炎、肝硬化背景。

(二)诊断要点

1.肝细胞型肝癌

表现为或大或小、数目不定低密度灶。CT 值低于正常肝组织 20Hu 左右。有包膜者边缘清晰;边缘模糊不清,表明浸润性生长特征,常侵犯肝门静脉及肝静脉。有些肿瘤分化良好、平扫呈等密度。增强扫描表现多种多样,通常动脉期癌灶明显不均匀强化,门脉期及延迟期快速消退,即所谓"快进快出"强化模式(图 4-1-10)。

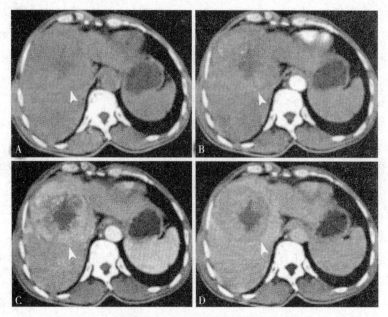

图 4-1-10 肝癌的平扫、动脉期、静脉期及延迟期扫描

A～D.为 CT 显示平扫肝左右叶交界处低密度病灶,动脉期扫描病灶明显强化,见条状供血血管影,静脉期及延迟期病灶强化程度降低,见假包膜强化(无尾箭头)

2.胆管细胞型肝癌

平扫为低密度肿块,增强动脉期无明显强化,门脉期及延迟期边缘强化、并向中央扩展。发生在较大胆管者,可见肿瘤近端胆管呈节段性扩张(图 4-1-11)。

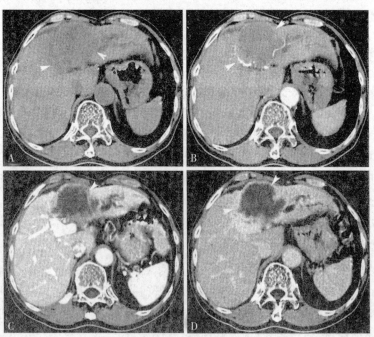

图 4-1-11 左肝外叶胆管细胞型肝癌

A.左肝外叶萎缩,平扫可见肝内低密度肿块(无尾箭头);B～D.左肝肿块逐渐强化,边缘不规则(无尾箭头)

（三）鉴别诊断

同肝血管瘤、肝硬化再生结节、肝转移瘤等相鉴别。乙肝病史、AFP升高、并肝内胆管结石及门脉癌栓等均有助于肝癌诊断。

（四）特别提示

一般肝癌通过典型CT表现、慢性肝病史、AFP升高可确诊。部分不典型者可通过影像引导下穿刺活检明确诊断。

十五、肝转移瘤

（一）病因病理和临床表现

由于肝为双重供血，其他脏器恶性肿瘤容易转移至肝，尤以经肝门静脉为多，故消化系统肿瘤转移占首位，其次为肺、乳腺等肿瘤。肝转移瘤，多为结节或类圆形团块状，中心易发生坏死、出血和囊变，钙化较常见。

（二）诊断要点

可发现90%以上肿瘤，表现为单发或多发类圆形低密度灶，大部分病灶边缘较清晰，密度均匀，CT值15～45Hu，若中心坏死、囊变则密度更低。若有出血、钙化则局部为高密度。

增强扫描瘤灶边缘变清晰，呈花环状强化，称"环靶征"，部分病灶中央延时强化，称"牛眼征"（图4-1-12）。

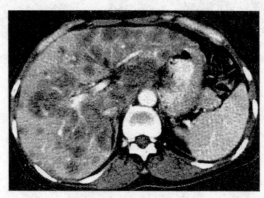

图 4-1-12 乳腺癌肝转移

CT检查示肝内广泛低密度结节及团块状转移瘤，境界较清晰，增强扫描边缘环形强化

（三）鉴别诊断

需与肝癌、肝血管瘤、肝硬化再生结节、肝局灶性脂肪浸润等鉴别。结合原发病灶，一般诊断不难。

（四）特别提示

多血供肿瘤有平滑肌肉瘤、肾癌、甲状腺癌、胰岛细胞瘤；少血供肿瘤有胃癌、胰腺癌及恶性淋巴瘤；黏液腺癌易产生钙化；结肠癌、平滑肌肉瘤易发生出血、坏死；直肠癌可为单发巨大肿块；卵巢癌常见肝包膜种植转移。

第二节　胆系疾病

一、胆囊炎

1.急性胆囊炎

80％的胆囊炎急性发作是由于胆管结石阻塞。严重的炎变可引起化脓。CT表现胆囊增大，长径大于5cm，胆囊壁增厚超过3mm，其壁与胆囊窝及周围肝脏界限模糊或出现低密度环（图4-2-1），这是由于胆囊壁的炎性水肿，充血或肝组织的继发性水肿所致。胆囊脓肿表现为胆囊增大，呈软组织密度，其内密度可不均（图4-2-2），如化脓性胆囊炎穿孔，其胆囊窝区可形成有液平面的脓肿。CT的主要作用在于发现胆囊周围脓肿。静脉增强扫描可见胆囊壁和脓肿壁有强化。黄色肉芽肿性胆囊炎CT表现与胆囊癌类似，容易误诊。

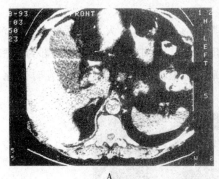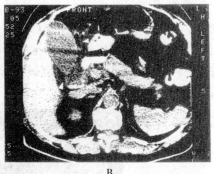

A　　　　　　　　　　　　　　　B

图 4-2-1　急性胆囊炎

A.胆囊扩大，胆囊颈部及胆囊管见点状结石影。B.胆囊外下部见低密度带（▲）

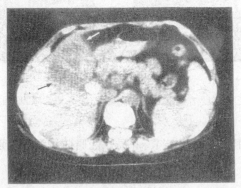

图 4-2-2　胆囊脓肿

胆囊增大（↑）密度不均，其内见条状分隔，胆囊颈部有一致密影

2.慢性胆囊炎

CT表现为胆囊缩小，甚至闭合，其壁增厚，多为不均匀性增厚或普遍性增厚，胆囊可变形，胆囊内密度可均匀。慢性胆囊炎常合并结石（图4-2-3、图4-2-4）。

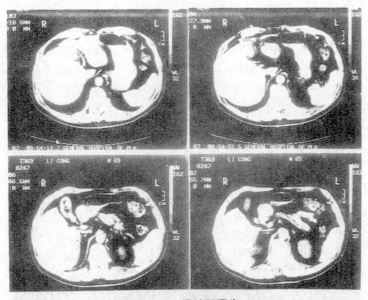

图 4-2-3　慢性胆囊炎

CT 扫描见胆囊壁明显增厚,其内见数个圆形混杂密度结石影

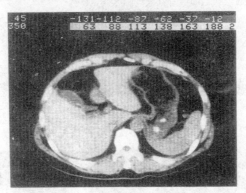

图 4-2-4　慢性胆囊炎

CT 平扫见胆囊壁厚,密度较高,其内见点状致密影。所见为慢性胆囊炎,胆石症

二、胆石症

因 CT 的密度分辨率是普遍 X 线检查的 10~20 倍,CT 对含钙的结石敏感率很高,可以显示直径小到 2mm 的结石。因各种胆石化学成分不同,密度差异很大,将结石分为高、等、低密度三种类型,国内有学者对结石进行了化学成分测定,其结果为高密度结石主要化学成份为钙和磷,等密度结石主要化学成分为胆红素和胆绿质,还有少量钙和磷,低密度结石主要化学成分为胆红素和胆绿质,并分别测量了三种高、等、低密度结石 CT 值,分别为＞25Hu、0~25Hu、0Hu 以下。可根据结石的形态和密度分为胆固醇结石和胆红素钙结石二种。CT 诊断胆石的准确率为 80%~90%,平扫即可显示肝内胆管、总肝管、胆总管及胆囊高密度结石(图 4-2-5、图 4-2-6、图 4-2-7),并确定结石的数量及分布区,胆囊内结石的密度可呈混杂型、同心圆状改变或呈泥砂样(图 4-2-8),胆囊结石发生部位不一,形态各异。口服碘番酸或静脉注

射胆影葡胺 1 小时后扫描可显示平扫不能发现的等密度结石（图 4-2-9）。变换体位扫描有助于结石与其他占位性病变的鉴别。胆固醇结石密度与胆汁近似易漏诊，如发现：①沿结石周围的环形密度增高；②在结石中央部分有斑点状密度增高区；③远端胆总管突然中断，但无引起阻塞的肿块可提示胆固醇结石。有时 CT 可发现低于胆汁的胆固醇结石，表现为胆囊内的更低密度区。

与超声检查比较，CT 在显示肝内胆管结石、胆囊颈结石以及钙胆汁方面优于超声，CT 对于胆囊壁的观察与诊断亦优于超声。而在显示胆囊内等或稍低密度结石及泥砂样结石方面不如超声，CT 对胆囊病变的确诊率不如对胆道病变的确诊率高。

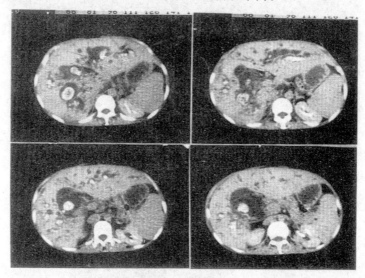

图 4-2-5　胆管结石

CT 见左右肝管明显扩张，其内见多个致密结石影。胆囊内结石

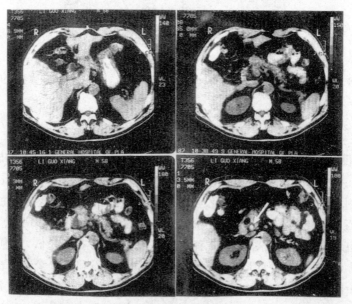

图 4-2-6　胆总管结石

CT 扫描见肝总管、胆总管扩张，总胆管下端，有一小圆形致密影（↑）大小约 7mm。为阳性结石

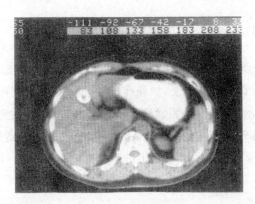

图 4-2-7　胆囊结石

胆囊内有 21.8mm×19.5mm×10mm 致密影,呈环状。中心密度较低。边界清楚光滑

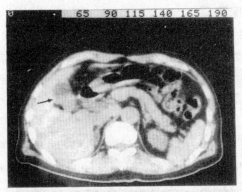

图 4-2-8　胆囊结石

CT 扫描见胆囊壁增厚,其内外缘不光滑。近胆囊颈部于背侧下垂部位密度略高,与低密度的胆汁影形成界面

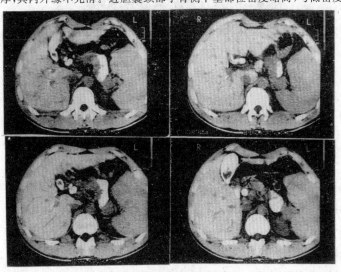

图 4-2-9 胆囊结石

静脉注射 50％胆影葡胺 20mL 后,50 分钟扫描,显示肝内外胆管被造影剂充盈,总胆管轻度扩张。近胆囊颈部见有造影剂充盈缺损区,为结石

三、胆囊息肉样病变

胆囊息肉样病变分三类：①胆固醇性息肉，它占胆囊息肉样病变的1/2以上；②良性息肉和除早期胆囊癌以外的所有隆起性病变，如腺瘤、腺瘤样增生及炎性息肉等；③息肉样早期胆囊癌。CT平扫不容易显示，有时仅见胆囊壁密度局限性略高，胆囊造影CT扫描可见胆囊壁向内突出的单个或多个乳头状充盈缺损区，不随体位而改变。因造影剂密度高，息肉小密度低，需用适当窗宽窗位才能良好显示胆囊壁上的息肉，否则易漏诊。超声检查胆囊息肉样病变敏感性高于CT。

四、胆囊癌

(一)病因病理和临床表现

胆囊癌病因不明，可能与胆囊结石及慢性胆囊炎长期刺激有关。多见于中老年，以女性多见，早期无明显症状，进展期表现为右上腹持续性疼痛、黄疸、消瘦、肝大及腹部包块。约80%合并胆囊结石，70%~90%为腺癌，80%呈浸润性生长。晚期肿瘤侵犯肝、十二指肠、结肠肝曲等周围器官，可通过肝动脉、门静脉及胆道远处转移。

(二)诊断要点

分胆囊壁增厚型、腔内型、肿块型和弥漫浸润型。表现为胆囊壁不规则性增厚或腔内肿块，增强扫描明显强化，常并胆管受压扩张，邻近肝组织受侵表现为低密度区(图4-2-10)。

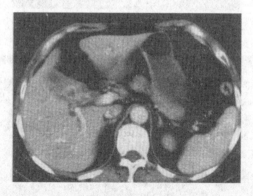

图 4-2-10　胆囊癌侵犯局部肝

(三)鉴别诊断

有时与慢性胆囊炎或胆囊腺肌增生症鉴别困难。

(四)特别提示

CT虽然在诊断胆囊癌上很有价值，但有一定的局限性，如早期胆囊癌，CT易漏诊；而晚期胆囊癌，CT不易区分肿瘤来源；胆囊癌胆管内播散不易发现等。

五、胆管癌

胆管癌是引起梗阻性黄疸的重要原因之一。国内胆管癌发生率高于国外资料，且呈逐年增加趋势。发病年龄在 50～70 岁之间,男性多于女性。临床上以进行性梗阻性黄疸为特征,病因学尚不明,一般认为本病与胆结石有关。肝外胆道癌全国调查 1098 例分析说明胆结石与胆管癌的关系密切。另外,已知可伴有慢性溃疡性结肠炎、肝吸虫感染、胆汁性肝硬化、胆管乳头状瘤和胆管畸形等。病理上腺癌最多见,其中分化较好的是分化不良的两倍。按发生部位可分为四型:周围型,肿瘤位于肝内较小的肝管;肝门型,肿瘤位于肝门附近较大的肝管;肝外胆管型和壶腹型。

(一)肝内胆管癌

CT 表现:肝内胆管癌的 CT 表现与原发性肝癌或转移性肿瘤的表现相同,不容易与后两者相鉴别。肿瘤位于肝脏周围,呈低密度肿块,增强扫描大多无强化。可有 25% 的肝内(周围型)胆管癌,有局灶性或节段性胆管扩张。

(二)肝门部胆管癌

病理:胆管癌的好发部位是在肝门区,可来源于左右肝管或总肝管近端,故称之为肝门部胆管癌、胆管上端癌、klatskin 瘤。它具有生长缓慢、远处转移较少的生物学特性,致死原因多由于长期的胆管梗阻,而非肿瘤的发展和转移。肝门部胆管癌约占胆管癌的 58.4%～75%。是引起梗阻性黄疸的重要原因之一。大多数发生在 50 岁以上的男性。病理组织学上以腺癌常见,鳞癌少见。腺癌分黏液型、硬化型、乳头型。硬化型特点为管内壁的纤维组织中有索状或片状的小腺管状癌组织团。乳头型表现在胆管内有菜花样癌组织,其特点为生长缓慢、起初呈结节状沿胆管黏膜下环绕管道而形成狭窄和局部邻近组织浸润,在肝门区形成肿块。临床上患者有迅速加重的黄疸,而又无胆管下端梗阻时的胆总管扩张和胆囊增大的典型表现。但起源于左肝管的胆管癌早期虽然阻塞左肝管,但并不引起黄疸,故很难早期发现,直至肿瘤经胆管扩展到肝管的分叉部堵塞右肝管或总肝管时,患者才出现黄疸,但此时已属晚期,右肝管因长径较短,故较早累及分叉部并出现黄疸。肝门部胆管癌可向肝门、腹腔内淋巴结转移,出现肝内、胆囊等处转移,但一般发生较晚。文献报道远处转移甚少。

1.CT 表现

肝内及肝门部胆管扩张程度依左右肝管、胆管分叉部和总肝管肿瘤的阻塞部位不同而异(图 4-2-11、图 4-2-12、图 4-2-13)。CT 同 B 超一样,它可显示局限性的一侧肝内胆管扩张,最常见的是左侧。当 CT 扫描发现左侧肝管扩张,在无法解释的原因时,应高度怀疑为左肝管癌。来源于一侧的肝胆管癌,因其生长缓慢,肝脏有充分的时间进行相应的调节改变,故常引起该侧肝内胆管的明显扩张和肝实质萎缩。只有肝内胆管扩张,而无肝外胆管扩张则说明肝门部梗阻,此时应在该部位减薄扫描做重点观察。胆管分叉部和总肝管近端的肿瘤阻塞胆管呈中、重度扩张,肝门部近端胆管明显纡曲、可呈囊状扩张,其管径可超过 1cm,肿块常截然阻断呈放射状分布的扩张胆管、呈典型的"软藤"征。发生在肝门部的胆管肿瘤可以侵犯肝实质而形成肿块。CT 表现为低密度或等密度的肿块影,泛影葡胺增强扫描可无强化。有文献报道,在平扫和动态扫描表现为低密度肿块,而在增强 CT 延迟扫描中则为高密度肿块。这一特征可确定肝门部胆管癌的确切部位与毗邻血管的关系,尤其对肝门部小的胆管癌的诊断很有价值。肝门部胆管癌若侵及或淋巴结转移压迫胆囊管,可使胆囊增大,反之胆囊常萎缩。Nesbit 等分析 42 例胆管癌后指出 CT 对肝内和肝门肝管分叉处的肿瘤显示率较高,分别在

78％和 90％,而显示肝总管和胆总管的肿瘤仅为 29％。

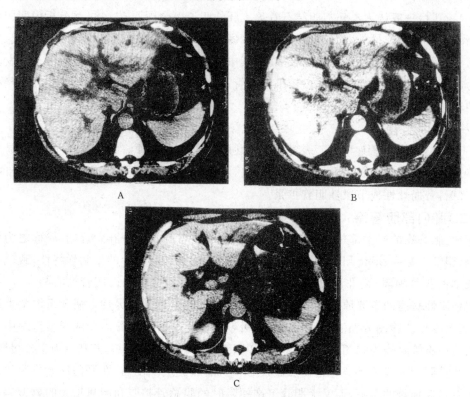

图 4-2-11　肝门部胆管癌

A.平扫示左右肝管扩张,肝门后部见不规则软组织密度影;B 为 A 同一层面增强扫描未见明显强化,其密度不均,肝门部分闭塞,右门静脉结构不清;C.为中部肝门层面,未见总肝管扩张

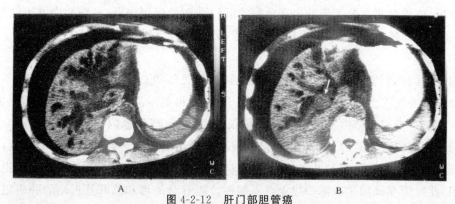

图 4-2-12　肝门部胆管癌

A.肝内胆管明显扩张、腹水;B.肝门部见结节状软组织密度影(+)

2.鉴别诊断

(1)肝门淋巴结转移:淋巴结转移多来自胃肠道、胆囊、胰腺等部位的癌,压迫总肝管或胆管分叉部引起高位梗阻。CT 可清楚地显示肝门区肿大的淋巴结或软组织影及肝门以上胆管扩张,增强扫描无强化,密切结合临床病史诊断并不困难,有时在无原发癌或癌手术史时诊断较困难。

(2)肝门区肝癌:邻近肝门的肝癌压迫胆管,引起相应的肝内胆管扩张,肿块较小时不容易与胆管癌相鉴别。增强 CT 延迟扫描呈高密度肿块有助于胆管癌的诊断。

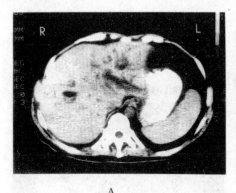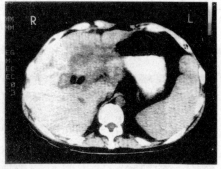

图 4-2-13　总肝管癌

A、B.肝内胆管扩张、肝门区被软组织块影占

（3）硬化性胆管炎：按其病因可分为原发性和继发性。前者亦称"狭窄性胆管炎""闭塞性胆管炎"。是一种慢性的胆管炎症性狭窄。临床主要表现为长期阻塞性黄疸，低热、腹部不适或钝痛。CT 表现为胆总管不扩张，肝内胆管轻度扩张，管壁僵直失去正常的自然弧度，呈枯树枝状，亦可呈局限性多发性或串珠状扩张。有时在 CT 上很难与肝门部胆管癌鉴别，增强 CT 延迟扫描通常不形成肿块。继发性硬化性胆管炎常有胆道手术史，CT 表现为狭窄段近端的胆管常有广泛性扩张。

（4）先天性胆管囊肿（Caroli 病）：多见于儿童和青少年。常有腹部肿块、腹痛和黄疸三大临床症状。CT 表现为肝外周胆管呈多发性囊状或梭形扩张，而肝门区胆管癌的胆管扩张明显部位在肝门。Caroli 病增强扫描可见"中心圆点"征。静脉胆道造影示囊状扩张区与胆道相通。该征象有助于与肝门部胆管癌的鉴别。

（三）胆总管癌

1.CT 表现

以胆总管下端常见。表现为①胆总管突然阻塞中断，可不伴有或伴有软组织肿块；②胆管梗阻末端形态不规则，可呈结节状及星芒状改变；③胆管狭窄范围长短不一；④静脉胆道造影 CT 扫描可显示管腔内充盈缺损，呈偏心性，边缘不规整，不随体位变化而改变；⑤梗阻水平以上胆管扩张（图 4-2-14、图 4-2-15）。

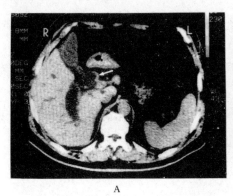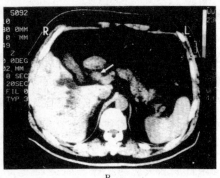

图 4-2-14　胆总管癌

A.胆总管扩张，管壁不规则增厚（↑）；B.为 A 的下一层面胆总管出现突然中断征象，并见一结节状软组织影

2.鉴别诊断

胆总管结石,特别是胆固醇结石与胆总管癌鉴别较困难。但胆管结石在胰腺段、壶腹段层面胆管扩张的环影基本保持圆形,上下层面无明显改变,或下面稍变小。早期胰头癌、壶腹癌侵及胰腺段和壶腹段胆管时与胆总管癌CT表现相似。

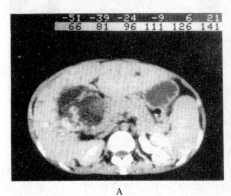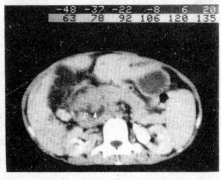

图 4-2-15 胆总管癌

A.肝内胆管轻度扩张,其内见结石影。胆总管明显扩张;B.为A的下一层面,胰头部见软组织块影,其内密度不均,胆管管腔明显变窄,形态不规则。胆囊扩大,胆囊管结石。手术和病理证实为胆总管癌

第三节　胰腺疾病

一、急性胰腺炎

急性胰腺炎为胰腺弥散性或局限性炎性病变,并可累及邻近或远隔脏器,病因为胰酶在胰腺内激活后造成胰腺坏死、出血、水肿等。临床表现包括上腹痛、发热、恶心、呕吐,实验室检查显示血及尿淀粉酶升高、LDH增高、低血钙等。急性胰腺炎临床上分为水肿型与出血坏死型两种,CT检查有助于病变程度及并发症的判断。

(一)诊断要点

(1)胰腺局限性或弥散性增粗、轮廓模糊(图4-3-1A),胰周脂肪密度增高、积液,部分病例可见胆总管下端结石。

(2)增强扫描可因坏死、出血、积液等强化不均匀,并显示血管并发症、如假性动脉瘤、静脉血栓(图4-3-1B、C)、静脉曲张、脾梗死等。

(3)其他:常见胸腔积液与下肺膨胀不全,重症者可见肝密度弥散性降低、胆管狭窄、胰腺假性囊肿与脓肿、十二指肠狭窄等。

(二)特别提醒

(1)局限性胰腺炎应与胰腺肿瘤鉴别。

(2)CT分级(表4-3-1)A级者无阳性征象。

(3)起病3天内禁忌CT增强以免加重胰腺坏死及肾功能损害。

（4）本病伴发的肝病具有可逆性。

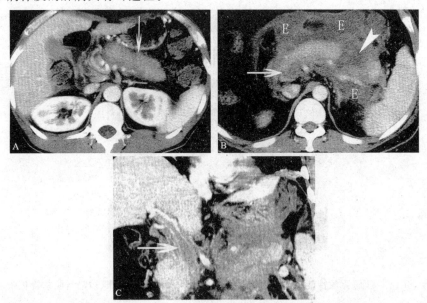

图 4-3-1 急性胰腺炎

A.男,39 岁。胰腺弥散性增粗、轮廓模糊(白箭)。B、C.男,46 岁。胰腺轮廓模糊,胰体尾部大片低强化区(B.白箭和白箭头),胰腺周围多发积液(E),门静脉与肠系膜上静脉内充盈缺损(血栓)(C.白箭)

表 4-3-1 急性胰腺炎的 CT 分级

CT 级别	CT 表现
A 级	CT 表现阴性,实验室检查可见相应异常
B 级	胰腺局部或弥散性增粗,轮廓不规则,密度不均匀,胰腺周围无异常密度
C 级	B 级改变＋胰腺周围弥散性异常
D 级	胰腺周围边界模糊的积液,常为单发性
E 级	胰腺周围 2 个区域以上的积液,胰腺内或腹膜后积气

二、慢性胰腺炎

慢性胰腺炎是以胰腺进行性炎性损害及纤维化为特征的疾病。50％与酗酒有关,其他原因包括急性胰腺炎、营养不良等。主要表现为腹痛、糖尿病症状、腹泻等。

（一）诊断要点

（1）胰腺萎缩,胰管扩张(图 4-3-2)、以串珠状为特征,胰管及实质钙化。有时胰腺局部增粗,纤维化及坏死可致局部低密度。

（2）胰腺及周围假性囊肿,胰周筋膜增厚。

（3）血管并发症,包括静脉血栓与曲张。

（4）胰腺不均匀强化,与纤维化程度有关。

（二）特别提醒

（1）需与胰腺癌及导管内乳头状肿瘤鉴别。

（2）轻症者 CT 所见阴性。

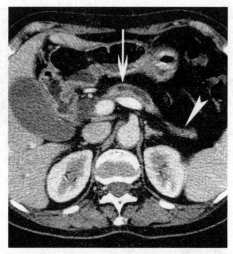

图 4-3-2　慢性胰腺炎

女，66 岁。胰腺弥散性萎缩，体尾部显著（白箭头），胰管明显扩张（白箭），胆总管扩张

三、自身免疫性胰腺炎

自身免疫性胰腺炎（AIP）临床命名及报道只有 50 余年，属于慢性胰腺炎。病理特征为胰腺显著纤维化及淋巴浆细胞浸润。AIP 可并存其他自身免疫性疾病，如原发性硬化性胆管炎等。临床表现无特异性，如上腹痛、黄疸等，实验室检查见 IgG4 增高及自身免疫抗体阳性。

（一）诊断要点

（1）胰腺弥散性增粗、失去浅分叶外观，状如香肠或香蕉，包膜增厚及包膜下低密度的晕状改变、呈包壳状（图 4-3-3）。

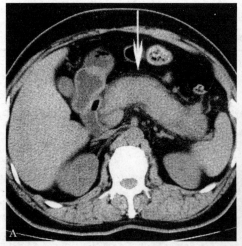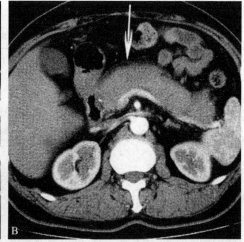

图 4-3-3　自身免疫性胰腺炎（AIP）

男，61 岁。A.胰腺弥散性肿大，包膜增厚及包膜下晕征（白箭）；B.增强扫描，胰腺强化均匀（白箭）

（2）胰腺平扫密度均匀，中度强化。

（3）晚期胰腺萎缩。

（4）可伴胆总管及胰管狭窄、淋巴结大，以及胰腺外病变，如肺、肾、肝、软组织病变。

（5）激素治疗后胰腺内外病变均减轻。

（二）特别提醒

本病也可为局限性，易误诊为胰腺癌。

四、胰岛细胞瘤

（一）病因病理和临床表现

胰岛细胞瘤起源于胰腺内分泌细胞，根据有无激素分泌活性，分功能性和非功能性两大类。90%功能性胰岛细胞瘤直径不超过 2cm，85%为良性非功能性胰岛细胞瘤瘤体总是很大。不同肿瘤其临床表现不一样，非功能性胰岛细胞瘤小者无症状，大者以腹部肿块为主诉；功能性胰岛细胞瘤因分泌不同激素而症状不同，如胰岛素瘤表现为持续性低血糖，胃泌素瘤表现为胰源性溃疡等。

（二）诊断要点

动态增强扫描因肿瘤血管丰富而增强显示。非功能性胰岛细胞瘤瘤体很大，平扫呈等或低密度，肿块呈椭圆形或分叶状，可出现囊变坏死，少数有钙化，邻近器官受压改变。增强扫描实质部明显强化，肿瘤不侵犯腹腔干及肠系膜血管根部周围脂肪层（图 4-3-4）。

（三）鉴别诊断

非功能性胰岛细胞瘤需与胰腺癌鉴别，瘤体大、富血管、瘤体内钙化及无胰腺后方血管侵犯等征象有助于诊断胰岛细胞瘤。

（四）特别提示

功能性胰岛细胞瘤由于肿瘤小，常规 CT 检出的敏感性不高。判断胰岛细胞瘤良、恶性影像学检查不可靠，需应用免疫化学检查和内分泌标识来分类。

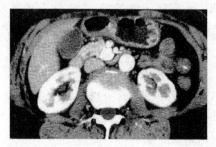

图 4-3-4　胰岛细胞瘤

CT 表现示胰腺钩突旁明显强化结节，边缘规则，与周围血管界清

五、胰腺囊性肿瘤

（一）病因病理和临床表现

胰腺囊性肿瘤比较少见，病理上分为大囊型及小囊型。好发于胰体、尾部，高龄女性多见，

一般无明显临床症状,肿瘤较大时可触及腹部包块,胃肠道可有不适症状。

(二)诊断要点

胰腺内壁较厚的囊性肿块,大囊型直径>2cm,小囊型直径<2cm,囊壁可见向腔内突出乳头状肿瘤,或表现为多个小囊状肿物,中心呈放射状间隔。增强扫描较明显强化(图 4-3-5)。

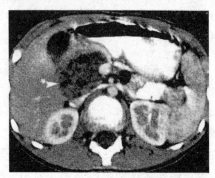

图 4-3-5 胰头囊性腺瘤

CT 显示胰头区囊性占位,前缘见受压推移正常胰腺组织,增强扫描病灶内部环状化

(三)鉴别诊断

囊性腺瘤与囊性腺癌很难鉴别,血管造影有利于鉴别。

(四)特别提示

发现胰腺小囊性占位病灶,特别是发生在体尾部,不要轻易诊断胰腺囊肿或囊性瘤,一定要密切随访。

六、胰腺实性假乳头状瘤

(一)病因病理和临床表现

胰腺实性假乳头状瘤(SPT)是发生于胰腺的一种罕见低度恶性肿瘤,好发于青年女性,偶发于老年女性和男性。发生部位多位于胰头或胰尾部,偶有报道位于腹膜后、肠系膜和肝者。曾用名有胰腺实性和囊性肿瘤,乳头状囊性肿瘤,乳头状上皮肿瘤等。近年,WHO 肿瘤组织学分类中将其统一命名为实性假乳头状瘤。该病的发病率很低,占所有胰腺肿瘤的 1% 以下,临床上常易误诊。

(二)诊断要点

(1)胰腺囊实性肿块,大部分位于胰头部,少部分发生于胰体、胰尾或邻近后腹膜间隙。

(2)肿块境界清楚,有纤维包膜;肿块较大,直径一般>5cm。

(3)肿块密度不均,肿块囊性、坏死部分位于肿块中心区,实性部分呈结节状或絮状位于周围,肿块实性部分与肌肉组织密度类似,坏死和囊变区密度高于水;CT 增强囊壁和实性部分明显增强,而囊变坏死区未见强化。囊壁和肿块内偶见钙化。部分病例可见较粗的分隔,分隔可见钙化。

(4)在囊性结构为主的胰腺实性假乳头状瘤中,CT 往往表现为小片状实性部分,平扫呈等密度,增强后有明显强化,其漂浮在低密度的囊性部分中,称为"浮云征",或呈附壁结节样改变。肿瘤强化在门脉期明显高于动脉期,强化曲线为逐渐上升型,与肿瘤具有类似于海绵状血管瘤的血窦有关。平衡期肿瘤强化程度有减退(图 4-3-6)。

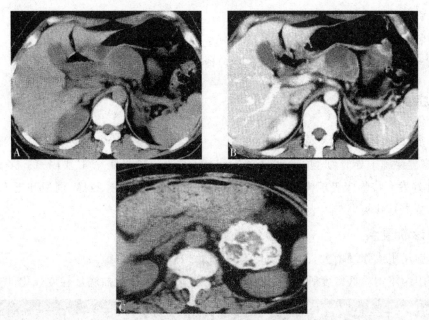

图 4-3-6　　胰腺实性假乳头状瘤

A.CT 平扫,表现为胰腺体部囊实性肿块,直径约 6.8cm,肿块右部小片状实性成分,呈等、稍低密度;B.增强扫描门脉期,肿块实性部分明显强化,漂浮在低密度的囊性部分中,呈"浮云征";C.胰尾囊实性肿块,肿块大部分钙化,内部可见粗大钙化的分隔

(三)鉴别诊断

1.胰岛细胞瘤

非功能性胰岛细胞瘤无性别倾向,发病年龄偏大,不引起内分泌症状,临床上被发现时肿块常较大,50％以上位于胰腺体、尾部,肿瘤即使很大也不发生中心坏死或囊变,发生肝转移及淋巴结肿大较多见。功能性胰岛细胞瘤,包括胰岛素瘤、胃泌素瘤等,有相应内分泌症状,如低血糖、严重消化性溃疡等,功能性胰岛细胞瘤大多很小,90％直径＜2cm,可以多发,增强动脉期整个瘤体显著均匀强化。

2.黏液性囊腺瘤

多见于女性年长者,多位于胰腺体尾部,通常较大,平均直径为 10cm,CT 特征为大囊,囊内见细的纤维分隔,增强后可见囊壁和间隔相对正常胰腺实质的低强化,囊壁与间隔具有相似的厚度。

3.微囊腺瘤

多见于老年人,肿块呈圆形或分叶状,分界清楚,可呈囊性、囊实性或实性改变,中央条片状不规则或日光放射状钙化为其特征性表现,但发生率比较低,增强后肿块不规则强化。

4.胰腺癌

患者年龄多在 40～60 岁或以上,男性多于女性,肿块一般较小,边界模糊,增强呈轻度强化,易引起胰管、胆总管扩张,可直接侵犯或包埋邻近后腹膜间隙大血管,如肠系膜动静脉、腹腔动脉等,易发生肝门区及邻近后腹膜间隙淋巴结转移。胰腺实性假乳头状瘤即使位于胰头部,也很少引起胰胆管扩张。

（四）特别提示

胰腺囊性肿瘤,体积较大,出现明显钙化或增强呈浮云征时可考虑本病。

七、胰腺癌

（一）病因病理和临床表现

胰腺癌主要源于导管细胞,无明确诱发因素,慢性胰腺炎是个重要因素。多见于 60～80 岁,男性好发。按临床表现为胰头癌、胰体尾部癌及全胰腺癌。腹痛、消瘦和乏力为胰腺癌共同症状,黄疸是胰头癌突出表现。

（二）诊断要点

（1）胰腺局限或弥漫增大,肿块形成。

（2）胰腺内不均质低密度肿块,内部可有液化坏死区,增强扫描病灶轻度强化（图 4-3-7）。

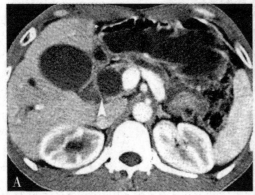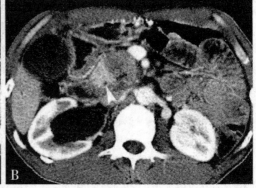

图 4-3-7　胰头癌

CT 显示胆道胰管扩张呈"双管征",胰头区见低密度肿块,增强扫描轻度不均质强化,正常胰腺实质仍明显强化（无尾箭头）,右肾盂积水

（3）病变处胰管中断,远侧胰管扩张、周围腺体萎缩。胰头癌可出现"双管"征。

（4）胰周脂肪层模糊消失伴条索状影,血管（腹腔干、肠系膜上动静脉多见）被包埋。

（5）腹膜后淋巴结增大及远处转移,以肝多见。

（三）鉴别诊断

主要与囊性腺瘤、胰岛细胞瘤及慢性胰腺炎鉴别。胰管中断征象是胰腺癌特征征象。囊性腺瘤表现为大小不等囊腔;胰岛细胞瘤为富血供肿瘤,强化明显;慢性胰腺炎一般有典型病史。

（四）特别提示

CT 是诊断胰腺癌的金标准。胰周侵犯及胰周血管包绕是胰腺癌不可切除的可靠征象。

第五章 骨关节疾病CT诊断

第一节 骨关节疾病

一、骨折

(一)病因病理和临床表现

骨折可发生于任何年龄,包括外伤性骨折和病理性骨折两类。外伤为骨折的最常见原因,其组织改变包括骨折解剖、骨折对软组织的损伤、软组织对骨折的影响。临床表现为疼痛、肿胀、畸形、功能障碍。下文主要介绍外伤性骨折CT表现。

(二)诊断要点

(1)骨窗上线形骨折表现为骨皮质断裂线状密度减低影,边界锐利,常在多层面上显示,可伴有骨小梁的扭曲和紊乱,骨外形正常或有成角、错位、分离和重叠等;嵌入性骨折或压缩性骨折CT可显示线状或带状的密度增高影。对粉碎性骨折和关节附近韧带撕脱性骨折的碎骨片,CT能清楚显示其位置和数目。胸骨骨折:轴位扫描易被漏诊,冠状位和矢状位重组容易诊断。髋臼骨折:髋臼骨折因髋臼解剖复杂,且骨折常为粉碎性,CT扫描能精确描述骨折粉碎程度,骨折片形状及相互立体关系,关节内游离骨块,矢状位和冠状位重建图像可用于显示关节面吻合情况及髋臼负重结构关系恢复情况。

(2)软组织窗位片上主要显示骨折线附近软组织改变,如水肿显示为肌间隙模糊,肌肉肿胀,密度正常或略低;局部血肿则为边界清楚或不清楚的高密度区,关节附近的骨折致关节囊内出血,可显示关节囊肿胀,关节囊内密度增高;肌肉或关节周围组织嵌入骨折断端可显示为软组织密度影。

(3)骨折愈合过程中形成的骨痂,在CT上表现为原骨折线处骨皮质周围软组织内不定形的高密度影,内缘与骨皮质相连,部分病例可形成骨化性肌炎改变(图5-1-1)。

(三)鉴别诊断

1.骨滋养动脉管影

CT横断位显示条状低密度影,边缘较光整、规则,范围局限,周围软组织无肿胀。

2.干骺线

为横形低密度带,边缘呈不规则锯齿状,周围软组织间隙清晰。

(四)特别提示

骨折检查首选普通X线片,CT常用于对判断解剖结构复杂部位的骨折和严重脊柱外伤、骨盆、髋关节、膝及肩关节的外伤和了解骨折碎片及其移位情况,也用于显示出血、血肿以及发现外伤性的异物并加以定位。对于脊柱骨折特别是寰枢椎骨折,CT 能准确确定骨折、碎骨片各种移位及椎管内容物损伤情况。对于骨盆骨折,CT 不仅可清楚显示骨折情况,还可显示盆腔内脏器的损伤情况,提供全面的诊断资料。所以,X 线平片与 CT、三维重组图像结合使用,为骨折提供更全面的资料,可对骨折及其并发症做出更全面的评价,对治疗及预后有积极的意义。

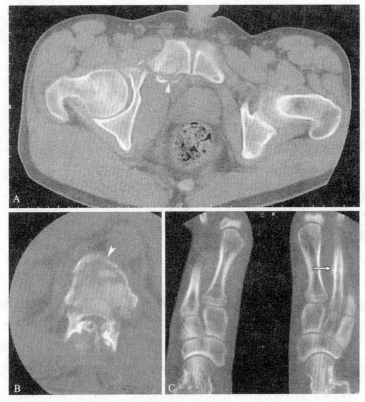

图 5-1-1　骨折

　　A.骨盆骨折,右侧耻骨上支骨折,并出现骨碎片(无尾箭头);B.腰椎爆裂性骨折,腰椎椎体、椎弓、棘突均断裂,骨折端进入椎管内(无尾箭头);C.左侧第 2 跖骨陈旧性骨折(长箭)

二、脱位

(一)病因病理和临床表现

　　脱位是由于关节囊、韧带、肌腱被暴力损伤,使构成关节的骨端错位而失去正常的解剖关系称脱位,可分为完全脱位和半脱位。临床常表现为肿胀、疼痛、关节畸形、活动障碍等。

(二)诊断要点

　　对解剖结构复杂关节,CT 无影像重叠且具有很高的分辨率,对关节脱位显示非常清楚。尤其对于普通 X 线难以发现的关节脱位,CT 扫描及重组可清晰显示,如 CT 横断面扫描能显示胸锁关节的前、后脱位,CT 对显示髋关节、膝关节和肩关节、肘关节和腕关节的脱位也非常好。

寰枢椎脱位显示骨折分离和脱位的征象,前后脱位 CT 图像可见到齿状突与寰椎前结节距离增大,齿状突与枢椎二侧块间隙不对称。

髋关节脱位常常合并股骨头或髋臼缘骨折及股骨头圆韧带窝的撕脱骨折,产生小骨片。CT 扫描图像能清楚显示股骨头前脱位或后脱位、骨折情况,以及很小碎骨片的位置和移位程度。髋关节脱位时,由于关节内骨折,血液及髓内脂肪进入关节囊内形成关节积脂征。如另有气体进入关节囊内,则关节内同时存在 3 种成分,称为关节积气脂血征,此征象在诊断关节内骨折有重要意义。

增强扫描后可显示骨折脱位后周围大血管损伤的情况,尤其后脱位时对大血管的损伤(图5-1-2)。

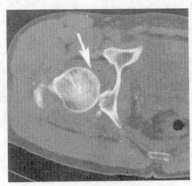

图 5-1-2　股骨头半脱位

CT 显示右侧股骨头向后脱位,髋关节软组织肿胀(箭)

(三)鉴别诊断

根据病史多可确诊,必要时可以行双侧扫描对照。

(四)特别提示

外伤性脱位多发生在活动范围较大、关节囊和周围韧带不坚韧及结构不稳固的关节,普通 X 线检查即可确诊,无须进行 CT 检查。但某些小关节和骨骼未完全骨化的关节脱位,特别是不完全脱位,X 线征象不明确,诊断困难,CT 能提供十分有益的帮助,并且能发现关节内碎骨片等,为治疗方案的确定提供依据。

三、强直性脊柱炎

强直性脊柱炎(AS)是一种主要累及中轴骨的自身免疫性炎性疾病,为血清阴性关节炎之一。主要累及骶髂关节、脊柱。男性约为女性 5 倍,好发年龄为 15~35 岁。临床特点为慢性背痛与僵直。

(一)诊断要点

(1)早期累及骶髂关节前部,导致关节软骨下骨硬化、关节面模糊,脊柱则以椎体前角侵蚀较早、形成"方椎"。

(2)病变进展出现骨侵蚀、关节软骨面下囊变(图 5-1-3A),脊柱病变自下向上发展。

(3)晚期关节间隙狭窄、强直(图 5-1-3B),脊柱前、后纵韧带钙化,呈"竹节"状外观。

（二）特别提示

（1）AS 也可累及大关节，如髋、膝关节。

（2）侵犯肌腱韧带附着处称附丽病。

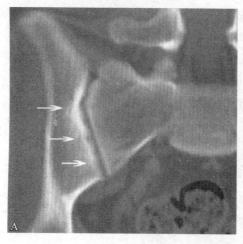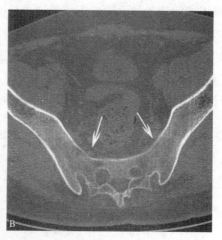

图 5-1-3　强直性脊柱炎（AS）

　　A.男，21 岁。冠状位 MPR。双侧骶髂关节（左侧未列出）面密度增高、髂骨面为著（3 个白箭），关节面形态不整，多发小囊变。B.女，24 岁。双侧骶髂关节间隙消失、骨小梁通过（骨性强直）（2 个白箭）

四、类风湿关节炎大关节病变

　　类风湿关节炎（RA）是类风湿因子阳性关节炎，好发于手足小关节，其大关节病变包括膝、髋、肘、肩关节等，造成关节软骨丧失、软骨下骨囊性变等。

（一）诊断要点

（1）关节间隙对称性狭窄或纤维性或骨性关节强直。

（2）关节面下囊性变（图 5-1-4）。

（3）髋臼及股骨头可向骨盆突出，继发骨性关节炎与骨坏死。

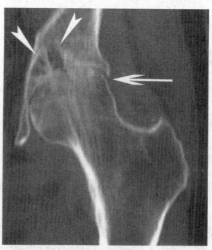

图 5-1-4　类风湿关节炎（RA）

男,81岁。RA 多年。双侧(右侧未列出)髋关节间隙显著狭窄(白箭)、部分骨小梁通过,关节面下多发囊变(2个白箭头)

(二)特别提示

RA 还可累及寰枢关节致半脱位。

五、骨性关节炎

骨性关节炎(OA)也称退行性骨关节病,是累及全关节结构,即软骨、骨、韧带、特定肌肉、关节囊及滑膜的慢性炎性疾病。OA 好发于承重大关节,膝关节常见,其他包括髋关节、脊柱、腕及手、肩关节等。临床表现主要是疼痛与活动受限。

(一)诊断要点

(1)关节间隙不均匀及狭窄,常两侧发病,但多不对称,关节游离体。

(2)骨端形态不整、硬化、骨赘及骨刺(图 5-1-5A),骨性关节面塌陷,软骨下囊性变。

(3)脊柱:终板硬化、骨赘、椎小关节面硬化及间隙狭窄、椎间盘膨出及内含气体、椎间隙狭窄、椎体排列不整(图 5-1-5B、C)。

(二)特别提示

CT 对于软骨及其下方病变、半月板及韧带异常等显示不如 MRI。

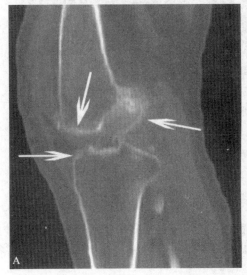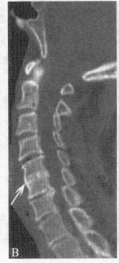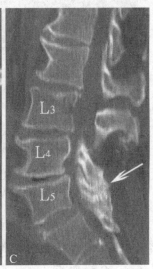

图 5-1-5　骨性关节炎(OA)

A.男,79岁。矢状位 MPR。膝关节间隙狭窄,关节面形态不整及密度增高(3个白箭),关节内多发游离体。B、C.女,73岁。B.颈椎排列欠整齐。椎体边缘密度增高,$C_{5\sim6}$ 间隙明显狭窄(白箭);C.腰椎顺列不整,L_3、L_4 及 L_5 为著,多发椎体边缘突出及密度增高,椎小关节间隙狭窄及密度增高(白箭)

六、骨结核

骨结核为常见的肺外结核,多由肺结核播散所致,结核菌常停留于血供丰富的骨松质,好发部位包括脊椎、长骨干骺端,穿破皮质后可形成寒性脓肿。临床特点为局部肿胀、疼痛、活动受限、畸形、神经压迫及结核中毒症状等。

（一）诊断要点

（1）脊柱好发于两个相邻的椎体，也可累及附件及单个椎体，腰椎及胸腰段多见，可见骨破坏、死骨、椎间盘及终板软骨破坏、椎间隙狭窄或消失、椎旁脓肿（包括腰大肌）（图5-1-6A、B），后者环形强化。

（2）长骨病变骨骨质疏松，局限性溶骨性破坏，内见泥沙状及斑点状死骨，邻近软组织脓肿。

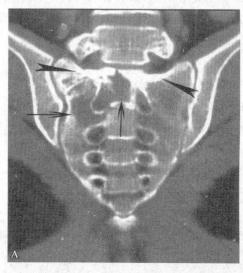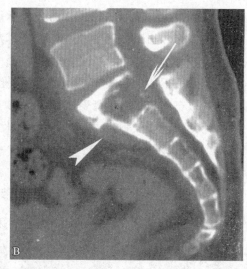

图 5-1-6 骨结核

男，21岁。A.曲面重组图。第12骶椎骨质破坏（黑箭），累及右侧第1骶孔，上缘骨硬化（黑箭头）；B.矢状位 MPR，病变内多发结节状死骨（白箭），骶前软组织肿胀（白箭头）

（二）特别提示

长骨结核常需与骨脓肿鉴别，后者进展迅速，可侵犯关节及造成骨硬化。

七、化脓性关节炎

化脓性关节炎为化脓菌所致的关节病变，儿童多见，也可因创伤、手术等继发感染。常见于滑膜关节，如四肢大关节、椎间盘等处。表现为局部疼痛、红肿、活动受限、全身感染症状等。

（一）诊断要点

（1）急性期为关节肿胀、骨质稀疏、关节积液，随后出现软骨破坏、骨质侵蚀与死骨、空洞、关节间隙狭窄（图5-1-7）、脓肿。

（2）晚期出现关节强直及骨硬化。

（二）特别提示

（1）与结核不同之处是进展迅速。

（2）可合并骨髓炎。

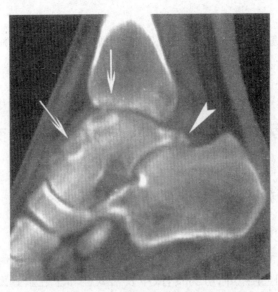

图 5-1-7　化脓性关节炎

女，56 岁。左距小腿关节间隙狭窄、关节面硬化及多发骨质破坏（2 个白箭）、骨赘（白箭头）

八、骨髓炎

骨髓炎常为血行感染化脓菌所致，慢性者则为急性骨髓炎迁延未愈形成。急性者突然起病，出现高热、局部皮温增高、疼痛、肿胀，慢性者局部窦道、间断性流脓等。

（一）诊断要点

（1）急性软组织肿胀、皮下脂肪密度增高及模糊，随后骨质疏松、筛孔状骨质破坏（图 5-1-8A）、骨膜反应、脓肿形成、死骨。

（2）慢性病骨塑形异常、皮质增厚、髓腔密度增高、死骨、窦道（图 5-1-8B）。

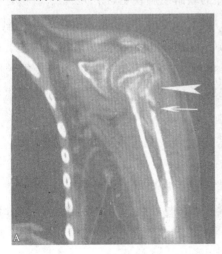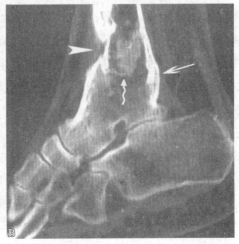

图 5-1-8　骨髓炎

A.女，11 岁。左肱骨上段骨质密度减低，皮质中断（白箭头）及窦道形成（白箭）。B.男，55 岁。胫骨下段形态异常，皮质增厚（白箭），前部皮质缺损（白箭头），髓腔内死骨（白色波浪弯箭），距小腿关节骨性强直

（二）特别提示

（1）儿童急性骨髓炎需与 Ewing 肉瘤等鉴别，疑难病例可行穿刺确定。

（2）慢性弥漫硬化性者称 Garre 骨髓炎。

第二节　骨肿瘤与肿瘤样病变

一、骨巨细胞瘤

（一）病因病理和临床表现

骨巨细胞瘤是起源于骨髓结缔组织的间充质细胞，亦称破骨细胞瘤。本病较常见，多见于20～40 岁成人，无明显性别差异，分为良性、生长活跃性和恶性。好发部位以股骨下端为多见，次为胫骨上端及桡骨下端，三处发病占全部的 60%～70%；然后为肱骨上端、腓骨上端、胫骨下端、股骨上端和掌骨、指骨。病变有明显的横向生长倾向，一般单发，偶可多发。病理上，根据单核瘤细胞和多核巨细胞的组织学特点，可分为Ⅰ、Ⅱ、Ⅲ三级。Ⅰ级表示良性，Ⅱ、Ⅲ级表示恶性。本病起病缓慢，主要临床表现为局部疼痛（常为间歇性钝痛）、肿胀和压痛。组织学上虽属良性，但可发生转移。

（二）诊断要点

CT 平扫见位于骨端的囊性膨胀性低密度骨破坏区。病灶区骨皮质变薄，骨壳完整连续，多数也可见小范围的间断；骨壳外缘基本光滑，内缘多呈波浪状，为骨壳内面的骨嵴所致，一般无真性骨性间隔。骨破坏区边缘无新生骨形成的骨质增生硬化带。生长活跃的骨巨细胞瘤和恶性巨细胞瘤的骨壳往往不完整，并常可见骨壳外的软组织肿块影（图 5-2-1）。骨破坏区内为软组织密度影，无钙化和骨化影；病灶内若有出血，密度可增高；病灶内若有坏死液化则可见更低密度区（图 5-2-1A）；巨细胞瘤伴病理性骨折时，CT 显示骨皮质断裂和软组织肿块。增强扫描肿瘤组织有较明显的强化，而坏死囊变区无强化（图 5-2-1B、C）。发生于腰骶椎的巨细胞瘤，巨大的分叶分房的软组织肿块可突向腹腔、盆腔内，增强 CT 扫描可显示肿块周边和肿块内分隔状的强化。

（三）鉴别诊断

1.动脉瘤样骨囊肿

原发性动脉瘤样骨囊肿好发于较小年龄，在骨成熟后病变可延入关节下区，如 CT 或 MRI 显示液-液平面，需行增强扫描，一般动脉瘤样骨囊肿无明显强化或边缘轻微强化，而骨巨细胞瘤常呈明显不均匀强化。

2.骨囊肿

病变常位于干骺端或近骨端，呈中心型骨质破坏，密度较低，骨皮质对称性变薄，发生骨折时见碎骨片陷落及液平面。

3.骨肉瘤

好发青少年，发生于干骺端，表现为骨质破坏，骨性基质，软组织肿块，针状、絮状骨膜反应及骨膜三角。

（四）特别提示

骨巨细胞瘤比较特殊，多数为良性，但亦有部分为生长活跃性，少数恶性，临床随访有助于鉴别。

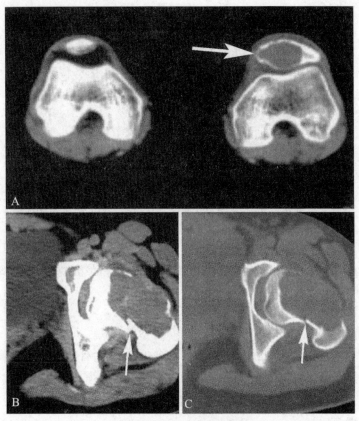

图 5-2-1　骨巨细胞瘤

A.左侧髌骨骨巨细胞瘤（Ⅰ级），可见髌骨内膨胀性生长的囊性病灶，骨皮质明显变薄（箭）；B、C.左股骨骨巨细胞瘤并病理性骨折（箭）

二、骨软骨瘤

（一）病因病理和临床表现

骨软骨瘤可单发或多发，后者有家族遗传性。单发者是最常见的良性骨肿瘤。本病多见于儿童或青少年，常见于 10～30 岁。本病仅发生于软骨内骨化的骨骼，长骨干骺端为其好发部位，以股骨下端和胫骨上端最常见，约占 50％，其次为肱骨上端、桡骨下端、胫骨下端和腓骨两端。组织学上肿瘤由三种组织构成，即由骨质构成的瘤体、透明软骨帽和纤维组织包膜。临床上，肿瘤早期一般无症状，仅局部可扣及小的硬结。肿瘤增大时，可有轻度压痛和局部畸形，靠近关节可引起活动障碍。有柄型肿瘤可因病理性骨折而引起剧烈疼痛。

（二）诊断要点

1.单发骨软骨瘤

CT 表现为与骨皮质相连的骨性突起,病灶呈分叶状或菜花状,其顶端由软骨帽覆盖,软骨帽内的钙化 CT 显示为圆形或菜花状不规则的高密度影。肿瘤较大时压迫邻近骨骼使之产生变形、移位、萎缩,一般无侵蚀,也无骨膜反应。

2.多发性骨软骨瘤

特点为病灶多发,且形状、大小不一;部分呈对称性生长;常有患骨发育异常(图 5-2-2)。

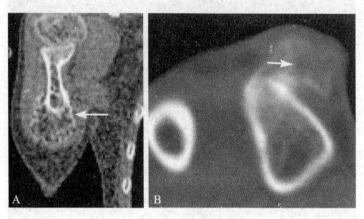

图 5-2-2　骨软骨瘤

A.肱骨骨软骨瘤,右侧肱骨可见与骨皮质相连的骨性突起,病灶呈菜花状(箭);B.中趾骨软骨瘤,左侧中趾骨可见一骨性突起(箭)

（三）鉴别诊断

1.皮质旁骨肉瘤

表现为骨皮质旁软组织肿块,密度较高,伴有骨化,肿块与骨皮质间见分隔间隙。

2.皮质旁骨瘤

表现为骨皮质象牙样致密影,与载瘤骨间无间隙,无骨松质存在。

（四）特别提示

X 线检查为首选检查。对于生长于复杂关节处或隐蔽部位的骨软骨瘤,如肩胛骨内侧和向骨盆腔内生长的骨软骨瘤,CT 横断面能很清楚地显示肿瘤的来源及基底部。一般不选用 MRI 检查。

三、软骨母细胞瘤

（一）病因病理和临床表现

软骨母细胞瘤是一种少见的原发肿瘤,一般为良性。肿瘤细胞来源于软骨胚芽细胞,主要发生于骨骺处未成熟的软骨细胞。肿瘤软而脆,呈灰黄或灰棕色沙砾样组织,有时可见组织内出血。在完整标本的中央区域可见软骨样的病变。典型软骨母细胞瘤在长骨的骨骺或骨突,偶有侵入邻近的干骺端。通常于儿童晚期或青少年期发病。肿瘤好发在膝关节区域,约占此肿瘤发病数的 1/3。病程进展缓慢,一般表现为肿瘤部位肿胀和疼痛。约 1/3 患者膝关节可有积液。病史较长者可有跛行、肌肉萎缩和局部压痛。血钙、血磷及碱性磷酸酶检查均正常。

（二）诊断要点

肿瘤在 X 线、CT 检查中表现为骨骺圆形或卵圆形低密度灶，大小为 1～4cm，肿瘤的中心区或周围区示有不同程度密度增高的棉絮状及斑点状钙化。肿瘤无骨膜反应。病变早期边缘无硬化现象，久之边缘出现较细的硬化环。范围较大的病灶可穿破骨皮质形成软组织肿块，此时有可能出现骨膜反应（图 5-2-3）。

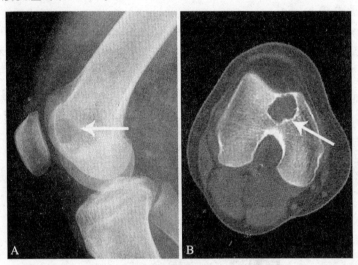

图 5-2-3　软骨母细胞瘤
CT 显示右侧股骨下端骨骺见结节状低密度影，边缘清晰（箭），病灶内密度均匀

（三）鉴别诊断

骨巨细胞瘤，常发生于骨骺闭合后的骨端，呈偏心膨胀性生长，病灶内无钙化灶。

（四）特别提示

根据肿瘤生长部位，一般可以明确诊断，部分病例行 CT 检查肿瘤内不能显示软骨钙化。

四、软骨肉瘤

（一）病因病理和临床表现

软骨肉瘤是一种常见的恶性骨肿瘤，发病仅次于骨肉瘤，起源于软骨或成软骨结缔组织，可原发于骨，也可发生于骨髓的间叶组织或骨膜，亦可由软骨瘤、骨软骨瘤恶变而来。起自骨髓腔（骨髓和软骨瘤恶变者）为中心型，起源于骨膜或骨表面（软骨瘤恶变）为周围型。发病部位多见于膝关节附近的长骨干骺端，少数在骨干，腕、踝以下少见。扁骨中多见于骨盆，其次为肋骨、肩胛骨和胸骨等。临床上，多数发展慢，病程长，症状较骨肉瘤轻。本病预后较差，手术局部切除后极易复发。

（二）诊断要点

软骨肉瘤根据其发生部位可分为中央型和周围型。

1.中央型软骨肉瘤

CT平扫骨髓腔内高、低混合密度病灶,其中破坏后的残余骨、瘤骨、软骨钙化呈高密度,囊变呈低密度;病变的恶性特征为周围骨皮质破坏和肿瘤坏死。早期骨皮质尚未破坏,表现为轻度膨胀,多叶型溶骨性病灶,还可见到散在的条状钙化影,有时与内生软骨瘤较难鉴别。而晚期骨皮质被穿破,有骨膜反应,可形成软组织肿块,而且往往体积很大,密度不均,含斑点样钙化,肿块常呈分叶状、结节状,轮廓清楚。

2.周围型软骨肉瘤

多为骨软骨瘤恶变,与中央型软骨肉瘤表现相似,但它的整个病灶有蒂与相应骨皮质相连,病灶顶部有一层软骨帽,密度低于同层肌肉组织,软骨帽内有散在钙化。骨软骨瘤表面不清,软骨帽厚度0.3~1.5cm,也可伴有散在斑点状钙化之高密度影。在软组织内可见散在斑块状钙化,也可见粗而长的骨针(图5-2-4)。

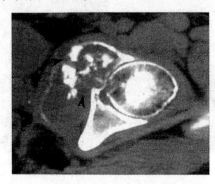

图 5-2-4 髋臼软骨肉瘤

CT检查显示左侧髋臼前唇骨质膨胀性破坏,见较大软组织肿块,肿瘤基质内见多发斑点状及小斑片状钙化(无尾箭头)

(三)鉴别诊断

骨软骨瘤:生长缓慢,鉴别同前。

(四)特别提示

病程、病灶生长速度对病变的恶性程度鉴别有很大的意义。CT对评价钙化及瘤内骨化要比X线、MRI敏感。如果软骨瘤出现以下表现则高度提示恶变为软骨肉瘤:①病程长,瘤体大;②近期生长迅速,疼痛明显,软组织肿块显著增大;③出现侵蚀性骨破坏,骨膜增生,钙化斑点模糊或产生大量棉絮状钙化。

五、脊索瘤

(一)病因病理和临床表现

脊索瘤起源于残留在骨内的迷走脊索组织,是一种生长缓慢,较少发生转移的低度恶性肿瘤,好发于颅底蝶枕部和骶尾部(占55%)。肿瘤大小不一,切面分叶状,中间有纤维隔,肿瘤质地较软者,偏良性;质地较硬且有钙化者,恶性度较高。镜下可见囊泡性细胞(印戒样细胞)。脊索瘤可发生于任何年龄(7个月至82岁),骶尾部多发生于50~60岁,男女之比约为2∶1。

临床上,常见症状为骶尾部疼痛,进行性排便困难和骶后部肿块。在此主要描述发生于骶尾部和脊柱其他部位的脊索瘤。

(二)诊断要点

CT 平扫示骶尾部骨质破坏,表现为局部软组织肿块,肿块内常出现点片状高密度影,为破坏残余骨和钙化灶,整个病灶边缘比较清楚。骶尾部脊索瘤的骨质破坏主要向前发展,甚至下部骶骨和尾骨完全破坏,肿瘤可在周围软组织内生长,形成分叶状低、等或略高密度、边缘光滑而密度尚均匀的软组织肿块,常推移或侵犯直肠、臀肌和骨盆肌,病灶范围大小不等,多数较大可达 10cm 以上。CT 增强示肿瘤边缘部分强化较明显,肿瘤中央部分也有轻度强化(图 5-2-5)。

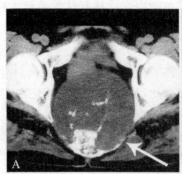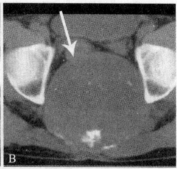

图 5-2-5　骶尾骨脊索瘤

CT 检查显示骶尾椎骨质破坏,形成巨大软组织肿块(箭),肿块内见残留骨质及斑点状钙化,直肠向前方推移

(三)鉴别诊断

巨细胞瘤:常位于骶骨上部,病灶呈膨胀性,病灶内无钙化。

(四)特别提示

手术后肿瘤复发可仅仅出现在软组织内,而缺乏骨异常的证据。MRI 对显示肿瘤在椎管内的侵犯更有效。鉴别困难时需行活检病理诊断。

六、骨肉瘤

(一)病因病理和临床表现

骨肉瘤是起源于骨的间叶组织以瘤细胞能直接形成骨样组织和骨质为特征的最常见的原发性恶性骨肿瘤。镜下肿瘤是由明显间变的瘤细胞、肿瘤性骨样组织及骨组织组成,有时亦可见有数量不等的瘤软骨。临床上,骨肉瘤多见于青少年。好发于四肢长骨干骺端,以股骨下端和胫骨上端最为常见,次为肱骨和股骨近端。扁骨和不规则骨中以髂骨最多。发生于骨外软组织者,称骨外骨肉瘤。临床上还有皮质旁骨肉瘤、骨膜骨肉瘤、原发性多源性骨肉瘤、毛细血管扩张型骨肉瘤、继发性骨肉瘤等特殊类型。骨肉瘤一般都有局部进行性疼痛、肿胀和功能障碍三大主要症状,以疼痛最为常见,初为间歇性隐痛,可迅速转变为持续性难忍的剧痛,尤以夜间为甚。实验室检查血碱性磷酸酶常增高。

（二）诊断要点

成骨型、溶骨型和混合型骨肉瘤CT表现虽然多种多样，一般表现如下。

1.骨质破坏

表现为骨松质的虫蚀样、斑片状破坏，甚至大片状缺损。

2.骨质增生

表现为骨松质不规则斑片状高密度影和骨皮质增厚，可位于骨质破坏区或其他部位，特征为骨质增生与骨质破坏不成比例。

3.髓腔内软组织肿块

肿瘤侵犯髓腔，使低密度的髓内组织密度提高，其CT值为20~40Hu，含有钙化时CT值可达＋100Hu以上；肿瘤可沿骨长轴蔓延，也可在髓内形成跳跃性转移灶。髓腔内浸润灶一般在增强后无明显强化。

4.周围软组织肿块

常偏于病骨一侧或围绕病骨生长，其边缘大多模糊而与周围正常肌肉、神经和血管等分界不清，却很少累及关节。增强扫描可见肿瘤明显强化，从而可区别于周围受压的软组织。

5.骨膜增生

骨皮质外缘凸出，粗糙不规则，并可见长短不一的骨针指向周围软组织肿块，在CT上表现为高密度，轴位多平面重建时能见到骨膜三角（图5-2-6）。

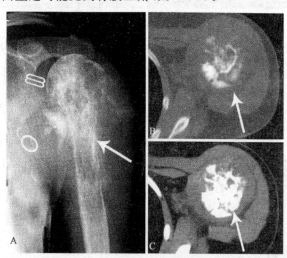

图5-2-6 骨肉瘤

CT检查显示左侧肱骨上段骨质广泛性破坏，周围见大量肿瘤骨，呈斑片状、针状高密度影，肱骨上段形成软组织肿块（箭）

6.其他

CT检查易于显示骨肉瘤引起的轻微病理性骨折和骨质破坏。骨皮质尤其是骨内膜的破坏等细小变化有利于早期诊断。

（三）鉴别诊断

1.硬化性骨髓炎

骨皮质增厚，髓腔闭塞，层状连续的骨膜反应。

2.成骨型转移瘤

常为肺癌、前列腺癌及乳腺癌转移,年龄较大,好发脊柱、骨盆等。

3.中心型软骨肉瘤

肿块内钙化多。

4.单房性骨巨细胞瘤

无骨膜反应,无瘤骨。

5.骨纤维肉瘤

鉴别困难。

6.溶骨性骨转移癌

骨质破坏为主,无明显增生,常有原发病史。

(四)特别提示

实际工作中以 X 线平片检查为首选。CT 能更准确地判断肿瘤的侵犯范围。MRI 的优点是对于 X 线平片阴性的骨肉瘤亦有信号改变,对于软组织及髓内的侵犯显示更佳,同时利于对疗效的观察。

七、骨转移瘤

骨转移瘤极其常见,好发于具有造血功能的脊椎、骨盆、胸骨、肋骨、长骨近端等处。

(一)诊断要点

1.溶骨性

局部低密度＋软组织肿块,边缘呈虫噬或融冰状(图 5-2-7A、B)。

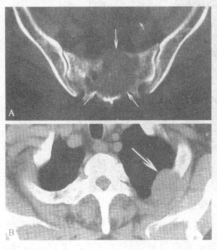
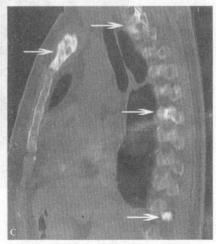

图 5-2-7 骨转移瘤

2.成骨性

絮状、斑点状或球状高密度,小梁结构粗乱,偶为牙骨质状(图 5-2-7C)。

3.混合性

溶骨＋成骨。

（二）特别提醒

（1）多发溶骨性者需与多发骨髓瘤鉴别。

（2）成骨性者常为前列腺癌、乳腺癌、肺癌、鼻咽癌等转移。

第三节　软组织病变

一、脂肪瘤

脂肪瘤为软组织最常见的良性肿瘤。病理学上由完整包膜及其内部的成熟脂肪构成。根据部位分为皮下与深部脂肪瘤，常见于颈区、头皮下、四肢、胸壁等处。好发于 40～70 岁。多表现为质软肿块、无压痛，可缓慢增大。

（一）诊断要点

1.典型脂肪瘤

边界清楚、有包膜的低密度肿物或结节，与皮下脂肪密度一致（图 5-3-1A），增强扫描无强化。

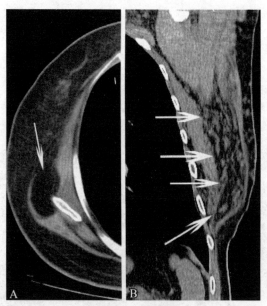

图 5-3-1　脂肪瘤

A.女,60 岁。骨旁脂肪瘤。右侧肩胛骨下角前外侧类圆形低密度病变（白箭）包绕肩胛骨边缘，CT 值 −58HU。B.男,40 岁。血管脂肪瘤。冠状位 MPR，左胸壁脂肪与血管混合肿物（4 个白箭），局部肌肉受压、皮肤隆起。

2.血管脂肪瘤

还可见迂曲血管结构（明显强化）及静脉石（图 5-3-1B）。

3.纤维脂肪瘤

内见索条状软组织影。

（二）特别提醒

邻近及包绕骨骼者称骨旁脂肪瘤。

二、脂肪肉瘤

脂肪肉瘤为次常见软组织肉瘤,组织学类型包括5型。好发部位包括下肢、腹膜后、肠系膜及肩部等。男性较多见,高峰年龄为40～60岁。

（一）诊断要点

1.高分化型

似脂肪瘤,但可见>2mm的结节、索条影,软组织成分有强化。

2.黏液样型

均匀或不均匀较低密度,可见坏死,呈轻中度强化(图5-3-2A、B)。

3.圆形细胞及多形型、去分化型

无特征的不均匀肿块伴坏死,不同程度强化。

（二）特别提醒

中老年、深部软组织大肿块应考虑本病。

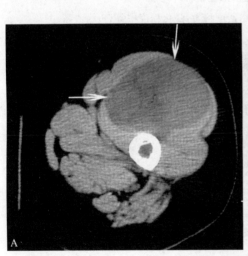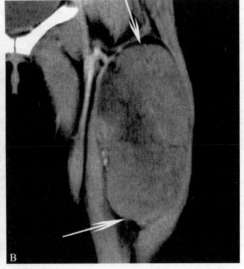

图 5-3-2 黏液样脂肪肉瘤

女,33岁。A.轴位CT平扫,左股部腹侧类圆形低密度肿物(2个白箭),边界清楚,最低CT值27HU;B.增强扫描冠状位MPR,肿物呈椭圆形,不均匀强化(白箭)。

三、纤维瘤

（一）病因病理和临床表现

纤维瘤是一种起源于纤维结缔组织的良性肿瘤。纤维瘤可以发生于体内任何部位,其中以四肢(尤以小腿)及躯干皮肤和皮下组织最为常见,常单发。因纤维瘤内含成分不同,可以有纤维肌瘤、纤维腺瘤、纤维脂肪瘤等。镜下:肿瘤细胞由成纤维细胞和纤维细胞组成,间质胶原纤维丰富。多无临床症状,皮肤及皮下组织的肿瘤呈圆形或椭圆形硬块,直径由几毫米至1~2cm,棕褐色或红棕色,表面光滑或粗糙,无自觉症状,偶有痒感,瘤体增长到一定程度才出现压迫症状和体征。

(二)诊断要点

CT 平扫病灶边缘清楚,形态规则,密度略低于或与肌肉相当,密度均匀,可以有包膜。增强扫描病灶中度强化(图 5-3-3)。

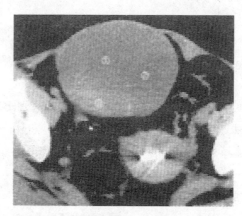

图 5-3-3　右侧腹直肌后侧韧带纤维瘤

CT 显示右侧腹直肌后方软组织肿块,密度均匀,强化程度中等,边缘清晰

(三)鉴别诊断

需与血管瘤相鉴别,并且纤维瘤恶变时还需与其他软组织恶性肿瘤鉴别。

(四)特别提示

纤维瘤内成分含量不同因而种类繁多。与其他良性肿瘤相比较 CT 检查缺乏特殊改变,诊断较困难,MRI 检查可提供更多的信息。

MRI 篇

第六章　MRI 成像技术

第一节　MRI 设备

一、磁体系统

磁体系统是 MRI 设备的重要组成部分,它是产生主磁场的硬件设施,其性能直接影响最终图像质量。

(一)磁体的性能指标

磁体的性能指标有主磁场强度、磁场均匀性、磁场稳定性、磁体有效孔径及边缘场的空间范围等。

磁共振成像系统的主磁场 B0 又叫静磁场,是在磁体孔径内通常 ≤50cm 的范围产生均匀分布的磁场,其磁场强度的大小主要由获得 MR 信号的信噪比、射频对生物体的穿透能力和人体安全性 3 个方面综合考虑。在其他条件相同的情况下,信噪比主要依赖于磁场强度与采样体素,磁场强度越高,信噪比越大,成像质量越高,但人体对射频能量的吸收增加,对人体产生不良影响,同时增加主磁场强度使设备成本急剧增加。通常磁共振成像设备的磁场强度在 0.2～3T 之间,对于带有波谱分析及功能成像的磁共振成像设备,其场强必须在 1.5T 以上。

磁共振成像需要均匀度很高的磁场,非均匀磁场引起一个体素内质子共振频率范围加宽,在成像区域范围内的磁场均匀度是决定影像空间分辨力和信噪比的基本因素,它决定系统最小可用的梯度强度。所谓均匀性是指在特定容积限度内磁场的同一性,即穿过单位面积的磁力线是否相同。在 MRI 系统中,均匀性是以主磁场的百万分之几(ppm)为单位定量表示,如对于 1.0T 的磁场在 40cmDSV 范围内测量的磁场偏差为 0.02G(高斯),则其磁场均匀性为 2ppm。在所取测量 DSV 大小相同的前提下,ppm 值越小表明磁场均匀性越好,且 DSV 越大,磁场均匀性越低。梯度磁场强度必须大于其磁场偏差,否则将会扭曲定位信号,降低成像质量。磁场均匀性由磁体本身的设计和具体外部环境决定。

磁场稳定性是衡量磁场强度随时间漂移程度的指标,它与磁体类型和设计质量有关,受磁体附近铁磁性物质、环境温度、磁体电源稳定性、匀场电源漂移等因素的影响,稳定性下降,意味着单位时间内磁场的变化率增高,在一定程度上亦会影响图像质量。磁场的稳定性可以分为时间稳定性和热稳定性两种。时间稳定性指磁场随时间而变化的程度;热稳定性指磁场随温度变化而变化的程度。

磁体的有效孔径指梯度线圈、匀场线圈、射频体线圈和内护板等均安装完毕后柱形空间的有效内径，一般来说其内径必须＞65cm，才能基本符合临床要求。磁共振系统磁体腔一般设计为圆筒状，供受检者静卧，磁体腔四周是密封的，以便磁体腔四周线圈形成环状结构，增强主磁场强度，孔径过小容易使被检者产生压抑感，孔径大些可使受检者感到舒适。然而，增加磁体的孔径在一定程度上比提高场强更难。

磁体的边缘场指延伸到磁体外部向各个方向散布的杂散磁场，边缘场延伸的空间范围与磁场强度和磁体结构有关。随着空间点与磁体距离的增大，边缘场的场强逐渐降低（与距离的立方成反比）。边缘场是以磁体原点为中心向周围空间发散的，具有一定的对称性。常用等高斯线图来形象地表示边缘场的分布，即由一簇接近于椭圆的同心闭环曲线表示的杂散磁场分布图，图中每一椭圆上的点都有相同的场强（用高斯表示），故称为等高斯线。由于不同场强磁体的杂散磁场强弱不同，对应的等高斯线也就不同，一般用5高斯（0.5mT）线作为标准。边缘场可能对在它范围内的电子仪器产生干扰，这些电子仪器也通过边缘场对内部磁场的均匀性产生破坏作用，因此要求边缘场越小越好。

除了上面所提到的几项磁体性能指标外，磁体重量、磁体长度、制冷剂（液氦）的挥发率和磁体低温容器（杜瓦）的容积等因素也是超导型磁体的重要指标。

（二）磁体的分类

磁共振成像磁体可分为永磁型、常导型和超导型三种。

1.永磁型磁体

永磁型磁体是最早应用于全身磁共振成像的磁体，由具有铁磁性的永磁材料构成，铁磁性材料在外加磁场的作用下易被磁化，磁感应强度比外磁场强得多，且外磁场去掉后仍能保持永久性磁化强度。用于构造磁体的永磁材料主要有铝镍钴、铁氧体和稀土钴三种类型，目前永磁体使用的主流材料是稀土钕铁硼。

永磁体一般由多块永磁材料堆积（拼接）而成。磁铁块的排列既要构成一定的成像空间，又要达到尽可能高的磁场均匀度。另外，磁体的两个极片需用磁性材料连接起来，以提供磁力线的返回通路，从而减少磁体周围的杂散磁场。图6-1-1为永磁体的两种结构形式，其中图6-1-1a是环形偶极结构，图6-1-1b是H形框架结构。环形偶极结构通常由八个大永磁体块组成，孔径内的磁场是横向；H形框架结构由铁磁性材料框架和永久磁体块组成一个H形空间，框架本身同时为磁通量提供回路，永磁体的极靴决定磁场分布的形状和磁场的均匀性，H形框架结构比环形偶极结构更笨重，但边缘场的延伸范围小，便于安装和匀场。

永磁体两极面之间的距离就是磁体孔径，其值越小磁场越强，而太小又不能容下人体。在它一定的前提下，提高场强的唯一办法就是增加磁铁用量，但这样做又要受磁体重量的限制。因此，设计者必须在场强、孔径和磁体重量三者之间折中进行选择。永磁体的场强一般不超过0.4T。

永磁型磁体缺点为场强较低，使成像的信噪比较低，目前功能成像及某些特殊快速成像在该类磁共振系统中无法实现；由于用于拼接磁体的每块材料的性能不可能完全一致，且受磁极平面加工精度及磁极本身的边缘效应（磁极轴线与边缘磁场的不均匀性）的影响，磁场均匀性也较差;另外,永磁型磁体的热稳定性差,通常永磁性材料随温度的变化值为 1100ppm/℃。它的磁场稳定性是所有磁体中最差的,磁体室内的温度变化控制在±1℃之内;此外,重达数十吨甚至几十吨的重量对安装地面的承重也提出了较高的要求。针对永磁体对温度的敏感特性,目前的永磁体在磁体上均增加了磁体的温度控制单元,用来测量磁体温度并及时对磁体加热,该控制单元不间断地工作以确保磁场强度及均匀性,使磁体性能更加稳定,减少了用户为保持环境温度而配置高性能空调的费用。

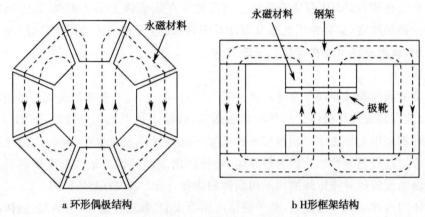

a 环形偶极结构　　　　　　　　　**b H形框架结构**

图 6-1-1　永磁体的结构图

永磁型磁体的优点是结构简单并以开放式为主、设备造价低、运行成本低、散逸场小、对环境影响小及安装费用少等,仍占有一定市场,尤其是日益兴起的磁共振介入治疗技术,为永磁型 MRI 设备开拓新的用武之地。

2.常导型磁体

常导型磁体也称为高阻式磁体或阻抗型磁体,其磁场是由通电线圈产生,载流导线周围存在磁场,其场强与导体中的电流强度、导线的形状和磁介质的性质有关。从理论上讲,将载流导体沿圆筒表面绕成无限长螺线管,螺线管内形成高度均匀的磁场;将载流导体紧密排列在一个球形表面上形成均匀分布的电流密度,球面内部的磁场是高度均匀的。由于 MRI 磁体只能采用有限的几何尺寸且必须有供人体出入的空间,所以实际磁体线圈只能采用与理想结构近似的形式。常导磁体线圈是由铜或铝导线绕制而成的。

无限长螺线管的近似结构是有限长螺线管,它靠圆柱对称的几何形状建立螺线管内部的均匀磁场。均匀磁场只能建立在螺线管中一个长度有限的区域,增加螺线管两端导线的匝数可以扩大这个均匀区域的范围,也可以在螺线两端与它同轴各附设一个半径稍大的薄线圈,利用这两个辅助线圈电流的磁场抵消螺线管中心两侧磁场随轴向位置的变化。

球形磁体线圈最简单的近似形式是霍尔姆兹线圈,它是一对半径相等的同轴线圈,轴向距离等于线圈的半径,两个线圈的导线沿相同方向流过相等的恒定电流,这种线圈只能在线圈中心一个小体积范围建立均匀磁场,扩大均匀磁场范围的途径是增加线圈对数目。双线圈对结构是将四个线圈同轴排列在一个球形表面内,中间两个线圈的半径比两边两个线圈的半径大,以此类推。

常导型磁体的磁场强度与功耗及线圈的几何形状有关,磁体的功耗与磁场强度平方成正比,如 0.2T 左右的横向磁场的四线圈常导磁体通过 300A 电流,工作电压 220V 时的功耗达 60kW 以上,因此,这种磁体必须配备专门的电源供电系统及磁体水冷装置。另外线圈的电阻率 ρ 将随温度的增加而增加,影响主磁场的稳定性。

常导磁体的优点是其结构简单、造价低廉,磁场强度可达 0.4T,均匀度可满足 MRI 的基本要求,是常用的低场磁体,该磁体性价比较高,其成像功能已经满足临床基本需求,图像质量也较高,维修相对简便,适用于一些较偏远电力供应充足的地区。其缺点是工作磁场偏低,磁场均匀性及稳定性较差,MRI 新功能及快速成像技术在该磁体上无法实现,且励磁后要经过一段时间等待磁场稳定,需要专用电源及冷却系统,使其运行和维护费用增高,限制了常导磁体的推广应用,该类磁体目前在市场上逐渐消退。

3.超导型磁体

超导磁体线圈的设计原理与常导磁体的基本相同,不过,超导磁体的线圈是采用超导体导线绕制而成,故称其为超导磁体。这种磁体场强高,且稳定性及均匀性较高,MRI 中 0.5T 以上的磁体场强都采用超导磁体。超导性指在低温下某些导体没有电阻,导电性超过常温下的优良导体现象。具有超导性的物质为超导体,超导体出现超导性的最高温度叫临界温度。目前磁共振成像系统的超导磁体线圈均采用韧性的铌钛合金(Nb-Ti)超导材料。

超导磁体的内部结构非常复杂,整个磁体由超导线圈、低温恒温器、绝热层、磁体的冷却系统、底座、输液管口、气体出口、紧急制动开关及电流引线等部分组成。超导线圈由铌钛合金的多芯复合超导线埋在铜基内,铌钛合金的临界温度在 9K 以上,超导线圈整个浸没在液氦中二铜基一方面起支撑作用,另一方面一旦发生失超,电流从铜基上流过,使电能迅速释放,保护超导线圈,并使磁场变化率减小到安全范围以内。为了固定超导线圈绕组的线匝,防止其滑动,通常用低温特性良好的环氧树脂浇灌、固定、封装绕制好的超导线圈绕组,环氧树脂封装超导线圈绕组的强度要确保其能够免疫并承受励磁过程中线圈整体受到的径向和轴向的挤压力,而不发生位移。

超导线圈的低温环境由低温恒温器保障,低温恒温器是超真空、超低温环境下工作的环状容器,内部依次为液氦杜瓦、冷屏和液氮杜瓦(新磁体大都没有该容器),其内外分别用高效能绝热材料包裹,为减少漏热,容器内部各部件间的连接和紧固均采用绝热性能高的玻璃钢和环氧树脂材料。通常为减少液氦的蒸发,装配有磁体的冷却系统,它由冷头、气管、压缩机及水冷机构成,在磁体顶部冷头通过绝热膨胀原理,气管内的纯氦气(纯度在 99.999% 以上)在膨胀过程中吸收磁体内部的热量,再利用外部压缩机对氦气进行制冷,压缩机中的热量由水冷机带走,新型磁体均采用 4K 冷头,且在磁体内有液氦液化装置,通常冷头正常工作时,液氦挥发率几乎为零,如果冷却系统工作不正常,液氦挥发率成倍增长(1.5~2 升/小时)。低温恒温器上有液氦的加注口和排放孔,以及供线圈励磁、退磁、液面显示和失超开关用的引线,这些引线用高绝热材料支持和封固起来进入恒温器,它们向恒温器的热传导被降到最低限度。

同阻抗型磁体一样,超导型磁体也由线圈中的电流产生磁场。二者的差别主要是线圈的材料不同:前者用普通铜线绕制,而后者由超导线绕成,它的工作温度为 4.2K(−269℃),即一个大气压下液氦的温度。

励磁又叫充磁,是指超导磁体系统在磁体电源的作用下给超导线圈逐渐加以电流,从而建立预定磁场的过程。励磁一旦成功,超导线圈将在不消耗能量的情况下提供强大的、高稳定性的均匀磁场。对于超导磁体,成功励磁的条件是建立稳定的超导环境及有一套完善的励磁控制系统,该系统一般由电流引线、励磁电流控制电路、励磁电流检测器、紧急失超开关和超导开关等单元组成。另外,一个高精度的励磁专用励磁电源也是不可缺少的,这种电源是低压大电流的稳流电源,应具有高精度、大功率、高稳定性、电源的纹波较小等特点,电源还须附加保护磁体的自动切断装置,在励磁、退磁过程中及突然停电时,保护超导线圈和电源本身。磁体线圈的稳定电流强度不仅取决于磁体所设计的场强,而且与线圈的结构有关,场强相同的不同磁体,其稳定电流往往是不相同的。

　　超导磁体励磁时,电流到了预定数值就要适时切断供电电源,去磁(退磁)时又要迅速地将磁体储存的磁量泄去。超导磁体中实现这一特殊功能的设备就是磁体开关,它是磁体供电装置的重要组成部分。超导磁体的电源采用由晶体管组成的变压器整流器系统或可控硅整流器系统输出电流,它有具备独特的性能:提供完整的控制功能;电流特性好;有好的电流引线设计等。

　　失超是超导体因某种原因突然失去超导性而进入正常态的过程。超导体是在极高的电流密度下工作的,又处于超低温环境,因而比较容易发生失超。失超的基本过程是电磁能量转换为热能的过程。如果它所产生的热能在整个磁体是均匀分布的,那就不会引起任何问题,但是,磁能在线圈绕组周围的传播是不均匀的,因而从微观上讲失超总是从一点开始,并通过热传导方式向外扩散热,温度的升高使线圈局部出现失常区(转为正常态),即此处的线圈有了电阻。线圈局部电阻的出现,加热了超导线圈,使磁体电流下降。失超是一个不可逆的过程,在这一过程中,磁场能量将迅速耗散,线圈中产生的热引起液氦急剧蒸发,低温氦气从排出管猛烈向外喷发,超导线的失超部分可出现几千伏的高电压引起强大的电弧,可能烧焦线圈的绝缘或熔化超导体,甚至损坏整个超导线圈。失超和磁体的去磁是两个完全不同的概念,去磁只是通过磁体的特殊电路慢慢泄去其储存的巨大能量(一个 1.5T 的磁体在励磁后所储存的磁场能量高达 5MJ),使线圈内电流逐渐减小为零,但线圈仍处于超导态;失超后不仅磁场消失,而且线圈失去超导性。造成磁体失超的原因很多,主要有磁体本身结构和线圈因素、超导材料的不稳定、磁体超低温环境破坏、人为因素及其他不可抗拒的因素如地震、雷电、撞击等均可造成失超等。

　　超导磁体的场强可以超过任意一种磁体,其场强在 0.35～12T,目前应用于临床的最高场强为 3T,其他高场均用于实验。超导磁体优点为高场强、高稳定性、高均匀性、不消耗电能以及容易达到系统所要求的孔径,所得图像的信噪比高,图像质量好,许多需要高场强高性能梯度磁场的复杂序列和快速成像脉冲序列只能在超导高场强的磁共振系统中完成,所以,具有最新成像功能和代表最新 MRI 技术发展方向的新产品都是超导机型。但是超导线圈须浸泡在密封的液氦杜瓦中方能工作,增加了磁体制造的复杂性,运行、安装及维护的费用相对较高,随着磁场强度的升高,其边缘场范围较大。近年来,随着超导技术的发展,已出现高性能、低成本的 MRI 超导磁体。

二、梯度场和梯度线圈

梯度场是 MR 成像设备的核心之一，由梯度线圈产生，一般由三组梯度线圈构成空间上三个互相垂直的轴向，即 x、y、z 平面，主要用于空间定位和某些成像过程。目前设计的磁场梯度有三种：层面选择梯度、相位编码梯度和频率编码梯度，上述三个梯度线圈中的任何一个均可产生这三种梯度，每次产生一个组合，三种梯度的联合使用可获得任意切面的图像。

与主磁场相比，梯度场的场强相对较低，但是它提供被照体的空间分辨力。梯度典型值为 1～10mT/m(0.1～1G/cm)，但现代 MRI 要求有更高的梯度场，以实行一些较特殊的成像序列，1.5T 的 MR 成像设备至少要有 15mT/m 以上的梯度磁场强度，如需进行 EPI 或其他快速成像序列时，梯度磁场强度则要大于 20mT/m，爬升时间小于 1ms，切换率要大于 70mT/(m·ms)，这才能保证快速成像的图像质量和速度。现代 MR 成像设备常规梯度线圈配置已达 33mT/m，切换率 160mT/(m·ms)以上，有些已高达 60mT/m 的梯度场和 200mT/(m·ms) 的切换率。梯度场的性能直接与成像质量相关，不但要求场强高，反应速度快，对稳定性要求也很高，梯度场的空间非线性成分不能超过 2%。

当然，梯度场的剧烈变化可能引起周围神经刺激等不良反应，对人体造成一定的影响，因此对梯度场强和切换率也有一定限制。

三、射频系统：发射和接收线圈

射频系统发射射频脉冲，使磁化的氢质子吸收能量产生共振，后者在弛豫过程中释放能量并产生 MR 信号，可为射频系统的接收部分所接收。

发射线圈发射基于拉莫尔频率的电磁波，以激发相应的氢原子，使磁化的氢原子吸收能量产生共振。在停止射频发射后，氢原子发生弛豫，释放能量及产生 MR 信号。射频接收线圈即接收此时的 MR 信号。射频发射和接收线圈种类较多，有集发射和接收于一身的容积线圈、正交线圈（QD 线圈），也有仅具有接收功能的表面线圈。

容积线圈包括头线圈、体线圈等。表面线圈的种类则更多，有平板式的、有柔软灵活的带状线圈、有能连接数个表面线圈的相控阵线圈等。表面线圈信噪比很高，信号强，分辨力高，但其穿透力有一定限制，信噪比与检查部位到线圈的距离密切相关，距离越远，信号越弱，噪声越大。

相控阵线圈是射频线圈技术的重要进展，一个相控阵线圈由多个子线圈单元构成，同时需要有多个数据通道进行采集和传输。目前临床使用的高场 MR 成像设备上，一般以数据通道数量来描述，通常在 8 个以上，部分达到 32 个或更多。利用相控阵线圈可明显提高 MR 图像的信噪比，有助于完成薄层扫描、高分辨扫描等，与并行采集技术匹配，可以进一步提高 MR 成像的采集速度。

近年来射频技术的发展已从多通道接收发展到多通道发射，已有 MR 成像设备可实现双通道发射和 4 通道并行发射，8 通道甚至更高通道数并行发射这种硬件平台将带动新一轮的扫描序列和扫描技术的推出，为 MRI 技术带来新的动力。但随着并行发射通道数增多，成本也会成倍增加。

四、计算机系统：中央处理器数据处理系统和记录设备

近年来,多数 MR 成像设备都以高性能的计算机来执行中央处理器的任务。由于计算机技术的发展,目前,中央处理器数据处理系统已广泛采用 64 位、1.5GHz 以上工作频率的中央处理器,随机存取存储器都高达 4～8GB 甚至更高,保证了 MR 成像设备能在更高接收通道采集时快速准确地处理图像。数据处理系统的主要组成部分——阵列处理机也同样广泛采用计算机实施。数据记录设备的硬盘都以大容量 500GB 为主,采用 DVD 光盘及大容量移动硬盘等。

现代 MRI 由于速度快、分辨力高,可在短时间内产生大量的图像。为有效地利用这些图像,并扩展二维平面图像的重建功能,需要配备独立的图像工作站,以便处理大量的图像数据资料。图像工作站一般由大容量、高速度、高性能的计算机组成,以保证快速处理和重建图像。

图像工作站的用途主要是将二维平面图像通过不同的重建方法进行三维重组,可模拟出不同投影的立体图像,可从各种不同的信号强度、不同的角度来切割三维图像,可重建产生 MR 血管造影的图像,可进行模拟内窥镜的图像重建等。为图像工作站设计的软件名称很多,各厂商的商品名更是名目繁多,但最常用的是围绕最大密度投影法、表面遮盖显示法和容积重建显示法三种重建方法设计的软件。它们各具特点,用途也不尽相同。

五、其他辅助设备

(一)磁屏蔽

由于 MR 成像设备需要强大的磁场,此磁场对周围环境会产生很大的影响,而周围环境中的铁磁性物体也会反过来影响该磁场。最早的 MR 成像设备为了阻止磁场与周围环境的相互影响,特建造一座钢板房来屏蔽磁场。近年来由于技术的进步,MR 成像设备的磁体大多都具有主动屏蔽功能,以保证在一定强度和频率的外部铁磁性干扰场下能正常工作,达到提高磁体的稳定性、降低扫描机房建设成本的目的。

(二)射频屏蔽

除磁场需屏蔽外,射频系统也需屏蔽。因为强大的射频不仅会对周围环境造成影响,周围其他机器,如车辆、高压电缆和无线电波等也会对 MR 成像设备的射频系统造成干扰,因此必须加以屏蔽。通常用薄铜板或铜网覆盖在扫描室的四周,包括窗玻璃;如果扫描室的顶上或地下有高压电缆通过或存在其他会产生无线电波的设备,那么在扫描室的房顶或地板下也需要铺设屏蔽的铜材;扫描室的门也是整个屏蔽环路中的一部分,也需特殊设计制造,在关闭时,扫描室将处于完全射频屏蔽状态。整个扫描室的六个面均需完全密封,接缝处应叠压以保证无任何缝隙的存在,整个屏蔽还需绝缘,即一点接地,接地导线的电阻应符合要求。

(三)匀场线圈

任何一种磁体都不可能使静磁场完全均匀一致,为使静磁场趋于均匀,可进行被动或主动调整。被动调整是在磁体孔腔内贴补金属小片,主动调整则采用匀场线圈。匀场线圈是带电的线圈,位于磁体孔腔内,较为常见的是与梯度线圈集成在一起以便于生产和维护。MR 成像

所需的磁场均匀度随时间变化而产生漂移,受检者身体也会使其均匀性降低,因此应随时调整匀场线圈使静磁场均匀。MR成像设备在扫描前先测量静磁场并计算出其不均匀性,控制系统据此在匀场线圈施加适当电流产生小的磁场以部分调节静磁场的不均匀性。磁共振波谱(MRS)、扩散成像等对磁场均匀度要求高,在检查前应进行匀场。

(四)液氦压缩制冷系统

超导MR成像设备必须使用液氦作为制冷介质,为超导线圈建立和保持超导环境,但磁体不可能完全阻止热传导,同时在MR成像设备运行高强度脉冲序列时,由于梯度交变引起的涡流效应也会导致磁体内部发热,液氦会以蒸发的形式带出导入的热量。为减少液氦的蒸发,超导MR成像设备一般都配有制冷系统以减少液氦蒸发。制冷系统包括冷头、压缩机、水冷机组三个部分。冷头是制冷部件,为超导磁体提供两级低温。压缩机主要为冷头提供高压氦气,由冷头返回的低压氦气,经过压缩机压缩提升压力,将高压氦气输送回冷头,建立氦气循环过程。通过冷头和压缩机不停地工作,就达到减少液氦蒸发的目的。目前,技术先进的MR成像设备可以有效地控制液氦的蒸发,称为零液氦挥发技术,以此保证在很长的周期内可不进行液氦的加注。

第二节 MRI成像原理

一、物理基础

磁共振是研究具有磁矩的原子核在静磁场中与电磁辐射相互作用的一门学科。近代物理学是用量子力学原理对物质中微观粒子的相互作用过程作正确阐述,但就物质的宏观效应来说,利用经典力学和电磁学理论可以得到满意解答,本节利用经典物理学及量子力学的观点来描述物质微观粒子的某些特性及其磁共振现象。

(一)原子核的自旋与磁矩

原子核具有一定质量和大小,大多数原子核有绕着其直径不停以一定频率旋转的特性,这就是原子核的自旋现象。有自旋的原子核相当于一个环形电流,自旋核具有核磁矩μ,同时也有自旋角动量P,自旋角动量总是量子化的,可用自旋量子数I表征,I表示原子核的固有特性,不同的原子核I也不同。量子力学理论表明,当质子成对出现时其自旋方向相反,彼此抵消,中子亦如此,因此得出结论:

原子核的质子数和中子数均为偶数,该原子核的自旋量子数I为零,则该核没有自旋,如$^{12}_{6}C$、$^{18}_{8}O$、$^{32}_{16}S$等原子核;若质子数和中子数中有一个是奇数,另一个为偶数,则这种核的自旋量子数I为半整数,该原子核具有自旋。如$^{1}_{1}H$、$^{13}_{6}C$、$^{15}_{7}N$、$^{31}_{15}P$的I=1/2;质子数是奇数,中子数也是奇数的原子核,其自旋量子数I为正整数,这种核也具有自旋,如$^{2}_{1}H$、$^{14}_{7}N$的I=1等。

现代物理学的研究表明,由于电荷运动产生磁场,则具有自旋特性的原子核周围存在一个微观磁场,该磁场为一个磁偶极子,即原子核的自旋磁矩(简称核磁矩),原子核的核磁矩μ与其自旋角动量 P 之间存在下列简单正比关系：

$$\mu = g \frac{e}{2m_N c} P$$

式中：e 为电子电荷的大小，m_N 为核子的质量，c 为光速，g 为一个取决于原子核种类的无量纲数，称为该原子的 g 因子，把公式改写为：

$$\mu = \gamma P$$

式中 $\gamma = g \dfrac{e}{2m_N c}$ 称为原子核的磁旋比，它是原子核的内禀常数。

（二）原子核自旋磁矩在静磁场中的运动

自旋核具有自旋角动量及磁矩，自旋核在静磁场 B_0 作用下产生运动，在静止坐标系中，静磁场 B_0 沿 Z 轴方向，原子核自旋角动量为 P，核磁矩为 μ，在外磁场 B 中将受到力矩 $\mu \times B$ 的作用，按经典力学原理，原子核角动量 P 对时间的导数等于它所受的力矩，即：

$$\frac{dP}{dt} = \mu \times B$$

用磁旋比 γ 同时乘以上式两边得：

$$\frac{d\mu}{dt} = \gamma(\mu \times B)$$

当 B 为静磁场 B_0 时，解上述微分方程得：

$$\begin{cases} \mu_X = A\cos(\gamma B_0 t + \varphi) \\ \mu_Y = -A\sin(\gamma B_0 t + \varphi) \\ \mu_Z = const \end{cases}$$

上式说明核磁矩 μ 在 XY 平面上的投影 μ_{XY} 在 XY 平面上做圆周运动，转动角频率为：$\omega_0 = \gamma B_0$ 而核磁矩 μ 在 Z 轴上的投影为常量，可知核磁矩 μ 在圆锥面上旋转。核磁矩 μ 在静磁场 B_0 作用下一方面绕着 B_0 方向做圆周运动，另一方面绕自身轴转动（图 6-2-1），把原子核的这种运动形式称为 Larmor 进动，其进动频率称为 Larmor 频率。

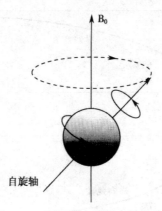

图 6-2-1 自旋核在磁场中的进动

（三）磁共振的基本概念

磁共振是一种物理现象，它是具有自旋核磁矩的原子核在静磁场内受到一个垂直于静磁场且具有原子核进动频率的射频脉冲磁场激励时,出现吸收和放出射频电磁能量的现象。

原子核在静磁场中处于一系列能量间距相等的状态,而每个状态可用自旋磁量子数 m_I($m_I=-I,-I+1\cdots\cdots I-1,I$)来表征。相邻两能级之间的距离为:$\Delta E=\gamma hB_0/2\pi=\omega_0 h$,当垂直于 B_0 方向,频率为 ω_0 的交变磁场作用时,将会使原子核发生磁偶极共振跃迁。设发射电磁波的频率为 f,角频率为 ω,当电磁辐射发射的能量 hf 正好等于两能级的能量差 ΔE 时,则处于低能级的原子核就有可能吸收能量跃迁到高能级,这就是磁共振的本质,此时:

$$\Delta E=hf=\omega_0 h/2\pi$$

$$f=\frac{\omega_0}{2\pi},\omega=\omega_0=\gamma B_0$$

这一关系正是 Larmor 用经典力学推出的原子核在外磁场中进动的方程,被称为 Larmor 方程,该方程描述了具有自旋特性的原子核在外加磁场中与施加电磁波的作用下产生磁共振的条件。医用磁共振成像系统的场强在 0.2~3T,激励磁共振的电磁波的频率(13~130MHz)在发射广播电视信号的无线电波频率范围内,且在磁共振成像时该电磁波以脉冲形式出现,因此称其为射频(RF)脉冲。

(四)弛豫

原子核系统在平衡状态时,其磁化强度矢量 M 的纵向及横向分量分别为:$M_Z=M_0$,$M_{XY}=0$。如果在 B_0 垂直方向施加一射频脉冲 B_1,M 则偏离其平衡位置-角度,致使 $M_Z<M_0$,$M_{XY}\neq0$,处于非平衡状态。当外加射频电磁场停止作用后,M 并不立即停止转动,而是自动地趋于平衡值 M_0,最后回到平衡位置。把原子核系的磁化强度 M 从射频脉冲停止的非平衡状态自动恢复到平衡状态的过程称为弛豫过程,这是一个释放能量的过程。

M_Z、M_{XY} 的恢复过程服从指数规律,如图 6-2-2 所示。弛豫时 M_Z、M_{XY} 是同时进行的两个过程,分别称为纵向弛豫和横向弛豫。纵向弛豫是 M_Z 从射频脉冲停止后的最小值恢复到平衡状态 M_0 的过程,横向弛豫是 M_X 射频脉冲停止后的初始值降到零的过程。

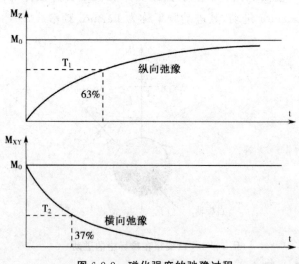

图 6-2-2　磁化强度的弛豫过程

原子核系统的弛豫过程是一个释放能量的过程，必然伴随着能量交换。受激自旋核与周围物质交换能量主要有两种形式：一是核自旋与周围物质进行热交换，最后达到平衡，这个过程叫作自旋-晶格弛豫过程；二是同类自旋核之间的能量交换，称为自旋-自旋弛豫过程。

在平衡状态下相邻能级的核数分布满足 Boltzmann 分布，在 B_1 作用下，单位时间由低能级跃迁到高能级的核数大于由高能级跃迁到低能级的核数，即为吸收能量，当 B_1 作用时间足够长时，高低能级间的核数差越来越小，最后接近相等，此时既不吸收能量，也不发射能量，达到饱和状态，将 B_1 停止作用，高能级核回到低能级的概率大于由低能级跃迁到高能级的概率，此时核系向外发射能量。

纵向弛豫过程是由于原子核系与其周围的环境（晶格）相互作用交换能量所致，因此把 T_1 或纵向弛豫时间称为自旋-晶格弛豫时间，它是表征纵向磁化矢量恢复到平衡状态快慢的特征量，通常 T_1 值定义为纵向磁化矢量由零增长到其最大值 63％所需的时间。纵向磁化随时间再增长，经过两倍 T_1 后，纵向磁化矢量达到最大值的 87％，经过三倍 T_1 后达到最大值的 95％。在实际应用中，对于待定的组织大约经历三倍 T_1 时间后纵向磁化即可完全恢复。不同生物组织具有自身特有的 T_1 值，大部分生物组织的 T_1 值都在 200～3000 毫秒范围内波动。

影响纵向弛豫过程的因素很多，包括分子间的影响及分子内的影响，T_1 实际反映多种影响因素的贡献总和。影响纵向弛豫的主要因素有：偶极-偶极弛豫 T_1^{DD}、顺磁性物质的作用因素 T_1^i、电四极矩核的弛豫作用 T_{Q1} 以及各向异性基团的弛豫作用 T_1^{CSA} 等，还有分子旋转造成的分子自旋弛豫、温度及静磁场强度等，总的表现，纵向弛豫为各弛豫之和。

同类核具有相同的能级，设在核系统中有两个处于高低能级的白旋核，高能级的核跃迁至低能级而放出一份能量，处于低能级的核吸收这份能量而跃迁至高能级，这样两个核自旋发生能量交换，就整个核系统来说，总的能量并没有变化，由于这个过程是核自旋相互作用引起的，所以叫自旋-自旋弛豫过程。这个过程是由横向磁化矢量 M_{XY} 的恢复来表示，叫作横向弛豫过程，相应的时间 T_2 或横向弛豫时间称为自旋-自旋弛豫时间。

通常 T_2 定义为横向磁化矢量由最大值衰减到 37％或横向磁化矢量的实值损失 63％时所需时间。经过两倍 T_2 后，横向磁化矢量衰减到最大值的 13％，经过三倍 T_2 后衰减到最大值的 5％。大多数生物组织的 T_2 值在 50～200 毫秒之间，比 T_1 值短得多。

引起横向弛豫的原因有内外之分，外因为外加静磁场 B_0 并非理想均匀性。当 $M＝M_0$ 时，诸核自旋磁矩的进动相位是完全随机的，所以 $M_{XY}＝0$，但当 M 偏离平衡值 M_0 后，$M_{XY}≠0$，这说明此时诸核的进动相位之间已有了一定的相关性。然而，由于 B_0 的不均匀性，各自旋磁矩的进动角速度不再精确地等于 ω_0，而稍有差异，这种差异将打乱它们进动相位之间的相关性，恢复随机性，从而使 M_{XY} 趋于零。

导致横向弛豫的内因是同类等价核之间的磁偶极相互作用，由于相邻的同类等价核磁矩要产生局部磁场 B_{loc}，致使被研究核所处的磁场变为 $B_0＋B_{loc}$，从而导致 Larmor 进动频率的弥散，即从 ω_0 变为 $\omega_0＋\omega_1$，ω_1 可从 0 变到某个确定 Larmor 频率分布宽度的值 $\Delta\omega$。由于 ω_0 的这种发散，采样体中的诸核即使在完全均匀的外磁场 B_0 中亦将以稍微不同的频率进动，从而导致 M_{XY} 趋于零。

外加磁场不均匀性引起的横向磁化衰减速度要比单纯由于组织内部磁场不均匀性引起的横向磁化消失速度快得多。把在外磁场不均匀情况下用自由感应衰减方法测得的自旋-自旋弛豫时间记为 T_2^*，显然在十分均匀的磁场内测得的 T_2 要比 T_2^* 长得多，把 T_2^* 称为准横向弛豫时间，T_2 与 T_2^* 与 MR 信号的关系如图 6-2-3 所示。由于分子运动是杂乱无章的布朗运动，分子间的相互撞碰时间用相关时间 τ_c 表示，温度升高，分子运动激烈程度加大，τ_c 减小，弛豫时间增加，反之亦然。即 T_1、T_2 弛豫时间随相关时间的增加而相应缩短，弛豫依赖于温度，但由于人的体温恒定，因此在磁共振成像中，这种依赖性体现不明显。

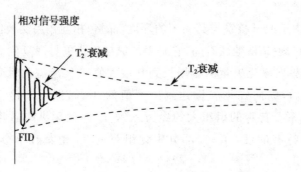

图 6-2-3 T_2、T_2^* 差异

在外磁场作用下，原子核周围的晶格场产生次级磁场，分子运动时使高能态的受激原子核与晶格的能量交换加快，导致纵向弛豫加快。一般来说，外场强越大，T_1 越长，横向弛豫虽然也受外磁场的影响，但在均匀性较好的外磁场作用下，由于 T_2 较短，对它的影响非常小，一般不考虑。

二、基本理论

1950 年 Hahn 首先发现 FID 信号，即用单个 RF 后采集的 MR 信号；接着又发现自旋回波信号（SE），即用两个 RF 后采集的 MR 信号，揭开了磁共振成像的序幕。1958 年 Carr 发现稳态自由进动现象，即用一系列快速 RF 后得到的 FID 和 SE 信号混合的 MR 信号；1960 年 Hahn 证实了磁场的正负反转可产生 MR 信号（梯度回波，GRE）；1976 年英国人 Mansfeld 等用梯度反转技术得到快速扫描成像，并因此获得 2003 年的诺贝尔生理学或医学奖。在上述成像技术中，SE 因为具有高质量和稳定的图像而成为最主要的方法，直到德国人 Haase 和 Fahm 提出快速小角度激发梯度回波技术，梯度回波才逐渐成为主流技术，而今的快速 MRI 技术大多也是建立在梯度回波序列基础上的。1986 年，Henrug 提出了 RARE 序列，也即快速自旋回波（FSE），使常规临床扫描进一步提速，目前多数临床扫描协议都基于 FSE。

1.梯度磁场和 MR 层面空间定位

从接收线圈获得的信息是杂乱无章的，在将其用于产生 MR 图像之前，必须按拉莫尔方程进行各种处理，这时必须引入梯度磁场（简称梯度场）概念。

梯度场不同于静磁场，它使磁场中每一点的磁场强度不同于另一点的磁场强度，即所谓梯度，在这个梯度场中的每一点都有相应不同的共振频率。由于磁场大小为已知，故磁场中每一点的共振频率都可以预测；用不同频率的射频波去激发磁场中的质子时，便可测得不同位置共振质子所产生的信号。梯度场的目的是提供被照体的空间信息,因此必须由三个互相垂直的梯度场构成,在 X、Y 和 Z 轴都标定其所在空间位置,也即沿每一个轴的方向都应有一梯度场。根据序列设计和相应的扫描协议,通常描述相应的逻辑梯度场,分别为层面选择梯度场、相位编码梯度场和频率编码(或读出)梯度场。在横断面、冠状面和矢状面成像时,沿 X、Y、Z 轴之各梯度场的作用不同,正是由于这三个不同梯度场的不断变化,才能在不改变受检者体位的条件下使多平面成像得以实现(图 6-2-4)。在实际工作中,梯度场由快速开关的电磁线圈所产生,在射频脉冲和间歇发生的梯度场的相互作用下,就可产生构成一幅 MR 图像的信号。这种相互作用是十分复杂的,是在计算机控制下进行的。根据所设计的程序不同,可以从整个体积中获取信号,也可从这个体积中的某一层面获取信号,从而可分别实现三维空间或二维空间成像。与 CT 相似,在计算机的帮助下,用这些信号可以重建图像。

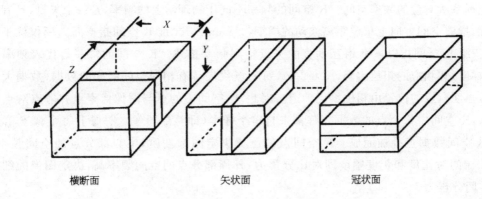

横断面   矢状面   冠状面

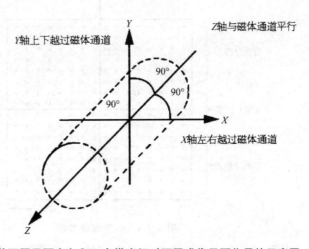

图 6-2-4　三种不同平面方向和三个梯度场对不同成像平面作用的示意图

层面选择梯度决定 MR 成像的层面,与之配合的射频脉冲具有一定的频率范围即频带宽度(简称带宽),梯度和射频脉冲带宽决定层面的厚度:梯度越大,层面越薄;带宽越窄,层面越薄。选层的方法有两种:①保持梯度场不变,改变射频脉冲的中心频率可以改变扫描层面,逐层平移,频率变化越大,层面平移也越大;②保持脉冲频率不变,改变梯度场强度可以改变扫描层面。现代 MR 成像设备多采用前者。上述三个梯度线圈的任何一个或者组合梯度充当层面选择梯度,换言之,分辨力一致的 MR 图像可以在任意方向上获取。

在决定层面位置后,需在该平面内采集一个二维信息才能重建图像,MRI 使用相位编码和频率编码两种方法来获得此二维信息。在层面选择梯度场作用后,首先应用一个时间很短的相位编码梯度场,使进动中的质子发生相位上的变化,而且不同体素的相位是不同的;最后开通频率编码梯度(或称读出梯度),使在相位编码梯度垂直的方向上不同的体素具有不同的共振频率。上述两种梯度场共同作用,使每个体素具有各自不同的共振频率和相位。与层面选择梯度相同,相位编码梯度和频率编码梯度可通过上述三个轴梯度进行任意方向的组合,由此可实现 MR 图像的不同方位采集。

2.K 空间和傅里叶变换

K 空间即傅里叶空间,是指直角坐标空间的傅里叶对偶空间,是一个以空间频率为单位、空间坐标系所对应的频率空间。K 空间的频率不同于物理学上的频率,是一个矢量,具有空间方向性,指该空间方向上单位距离波动的周期(Hz/cm)。二维 K 空间指空间频率仅位于一平面内,三维 K 空间指以三个相互垂直的矢量空间频率描述。K 空间的每一行代表频率编码(读出梯度)和相应的相位编码(图 6-2-5),每一点代表具有相同空间频率的数据(数据大小代表信号强度),点的位置由相位编码确定。因此,K 空间中的点与图像像素点并非点对点的对应关系,K 空间中每个点的数据矩阵都来自整个样本(即整个图像),图像上每个像素信号由所有 K 空间数据点叠加而成。K 空间点的位置决定图像性质,中心部分点的空间频率低,决定图像的对比度和灰度幅度即对比分辨力;外周部分点的空间频率高,决定图像的细节部分即空间分辨力。

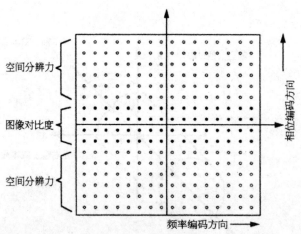

图 6-2-5 K 空间示意图

K 空间的数据沿一定轨迹的顺序进行采集充填,这种顺序充填方式称为 K 空间的轨迹(或傅里叶线),其方式可以是直线形或非直线形。前者以直角坐标的形式采集充填数据,后者包括圆形、螺旋状、辐辏状或放射状等,对应坐标为极坐标、球面坐标等。这种非线性轨迹是通过控制相位编码和频率编码脉冲的波形、幅度以及时间而实现的。

K 空间数据除上述点对全的特点外,还有对称性、异时性等。基于 K 空间数据的对称性原理(频率编码和相位编码方向数据均为对称,即双对称),仅采集 K 空间的一半数据,另一半通过对称性原理算出，即可获得整个 K 空间数据而形成图像，其成像时间减半，SNR 下降仅约30%，此种采集充填技术称为半 K 空间或半傅里叶技术；但这种对称并不完全准确，为了保证图像对比度，常采集 K 空间一半略多的数据以保证质量，此为部分 K 空间技术。基于异时性原理，在一个时间采集 K 空间的外周数据，即决定空间分辨力的数据；在另一个时间采集其余数据，即 K 空间中心数据，也即决定对比度和灰度的数据，称为匙孔技术，将前者落在平扫时间内，后者落在增强时间内，可用匙孔技术缩短增强扫描时间，用以完成动态增强等快速成像。同理，K 空间数据采集和充填的方式较为灵活，由此可形成多种快速成像技术，如 K 空间分段技术(在多个时间段内采集 K 空间数据，然后组合成一幅图像)、K 空间分享技术等。

来自 MR 信号接收器的原始数据实质上为时域 MR 信号，经过傅里叶变换(FT)可以得到在频谱上的不同频率和对应强度。这些频率数据一方面可以直接以频谱方式观察，如用于化学物质的分析；另一方面可以通过 K 空间充填的方式经傅里叶变换后形成图像。傅里叶变换可看作一系列不同强度的信号在频率编码和相位编码方向上对应于傅里叶频率的函数，这是目前最常用的计算方法，通常有二维空间傅里叶变换(2D-FT)和三维空间傅里叶变换(3D-FT)。在一个层面选择梯度之后，启动相位编码和频率编码梯度，获得一个含有这两种编码成分的混合信号，这种信号难以直接识别，但经过傅里叶变换之后，就可以形成一幅图像，其信号强度就是图像的灰度。

上述过程中，如果 RF 仅加在一个层面改变其相位与频率编码而得到此层面的图像，其FT 就是 2D-FT。换言之，2D-FT 对应的是每一层图像，2D-FI 采集是逐层采集，通常需要保留一定的层间距，以减小邻近层面激发而引入的层间串扰。

如果激励射频脉冲的频谱十分宽，RF 加在有一定厚度的容积块上，即非层面选择性形式，这时被照体有整个节段被激励，而不是某一层面被激励，然后在 Gy 和 Gz 两个方向上进行相位编码，在 G 方 x 向上进行频率编码。一段被照体形成一个三维矩阵，如果傅里叶变换连续施加于该矩阵的三个方向，被照体整节段可形成三维图像。此时的 F 就是 3D-FT。3D-FT 采集的 SNR 较高，无层间距，层厚也较薄，但此时的层数影响扫描时间。

第七章 颅脑疾病 MRI 诊断

第一节 脑血管病

一、高血压性脑出血

（一）病理和临床

高血压性脑出血是高血压伴发的小动脉病变，由于各种原因引起血压急剧升高，导致小动脉破裂出血，是脑内出血常见的原因，发生率约占脑出血的 40%，80% 发生在幕上，以基底节区最常见。

临床上发病年龄常在 50 岁以上，男女发病率相近，有高血压病史，突然出现偏瘫、失语和不同程度的意识障碍。

（二）诊断要点

(1)超急性期(24 小时内)血肿表现为 T_1WI 等或略低信号，T_2WI 高信号。

(2)急性期(出血后 24 小时至 3 天)血肿表现为 T_1WI 等信号，T_2WI 低信号，周围水肿表现为长 T_1、长 T_2 信号。

(3)亚急性早期(出血后 4～7 天)T_1WI 表现为血肿周边呈高信号、中心呈等信号，T_2WI 仍表现为低信号，其周围水肿带呈长 T_1、长 T_2 信号。

(4)亚急性晚期(出血后 8 天至 2 周)血肿表现为 T_1WI 和 T_2WI 均呈高信号。

(5)慢性早期(出血后 3 周至 30 天)血肿在 T_1WI 和 T_2WI 仍呈高信号，而在 T_2WI 上其外围有一低信号环。

(6)慢性晚期(超过 30 天)血肿信号在 T_1WI 逐渐降低，开始于中央部分，最终呈长 T_1、T_2 信号。

(7)2 周后的血肿在注射对比剂后可有环形强化。

(8)脑白质纤维束成像(DT_1)：病变区纤维束可呈现受推压、破坏中断等表现。

见图 7-1-1。

（三）鉴别诊断

本病主要须与肿瘤卒中、血管畸形出血及出血性脑梗死相鉴别。

（四）特别提示

MRI 虽非检查和诊断高血压脑出血的首选手段，但是在某些特定情况下(如临床怀疑脑梗死或出血量较小等)此类患者行 MRI 检查的例子不在少数。因此,掌握血肿不同时期的 MRI 特点尤为重要。

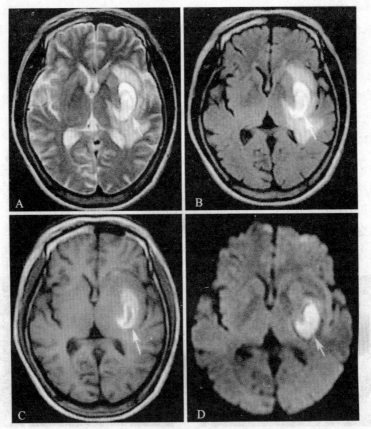

图 7-1-1　左侧基底节区血肿(亚急性早期)

A、B.分别为 T_2WI、FLAIR,示病灶(白箭)呈类肾形较高信号,境界清晰,周围见高信号水肿带;C.T_1WI,示病灶呈外高内等信号(白箭),边界清晰;D.DWI,示病灶呈高信号(白箭)

二、蛛网膜下隙出血

蛛网膜下隙出血(SAH)是指颅内血管破裂后血液流入蛛网膜下隙。按病因分为外伤性和自发性两大类,前者有颅脑外伤病史;后者可因颅内动脉瘤、高血压动脉硬化和颅内血管畸形等导致血管破裂而引起,其中颅内动脉瘤是引起蛛网膜下隙出血最常见的原因,约占 50%。自发性蛛网膜下隙出血发病率占急性脑血管疾病的 7%～15%。发病年龄不等,成人多见,以 30～40 岁年龄组发病率最高,男性稍多于女性。

(一)诊断要点

1.症状和体征

发病急,往往都是突然起病,之前常有过度劳累、情绪激动、咳嗽、用力排便等明显诱发因素。临床主要表现为突发性剧烈头痛、呕吐、意识障碍、抽搐、偏瘫、脑膜刺激征等。

2.腰椎穿刺

血性脑脊液为本病确诊依据。

3.脑血管造影

可以显示蛛网膜下隙出血所造成的脑血管痉挛等征象,可帮助明确蛛网膜下隙出血的原因。

4.CT 检查

表现为基底池、侧裂池及脑沟内较为广泛的高密度区,出血量大时呈铸型。常可并发脑缺血、脑梗死、脑水肿等改变。

（二）MRI 表现

(1)在急性期不敏感,在亚急性期和慢性期显示较好。

(2)急性期以 FLAIR 显示较佳,呈高信号;亚急性期表现为蛛网膜下隙内局灶性信号异常,在 FLAIR、T_1WI 和 T_2WI 上均呈较高信号(图 7-1-2)。

(3)慢性期则在 T_2WI 上出现低信号影,较具特征性。

(4)脑实质内可能同时有出血和梗死存在。

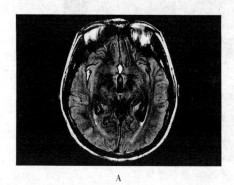
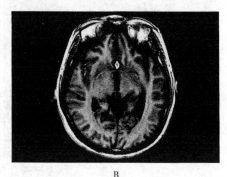

图 7-1-2　蛛网膜下隙出血

A.T_1WI 示前纵裂池和右侧外侧裂内片状高信号;B.FLAIR 亦为高信号

三、颅内动脉瘤

（一）MRI 诊断

未破裂的囊形动脉瘤信号表现与动脉瘤内血流速度、有无血栓形成及血栓形成时间有关。无血栓的动脉瘤在 T_1WI、T_2WI 上均呈无信号流空影,边界较清楚;有血栓者 T_1WI、T_2WI 上均为混杂信号。

（二）特别提示

(1)颅内动脉瘤可分为囊形和梭形两种,囊形多见。囊形动脉瘤好发于中年人,形成的主要原因是血流压力、冲击使颅内较大动脉管壁发生变性,形成局部囊状膨出,好发于脑底动脉环和大脑中动脉分叉处;梭形动脉瘤好发于老年人,为严重的动脉粥样硬化导致的局部动脉血管梭形扩张,腔内常有血栓形成,好发于椎-基底动脉系统。

(2)囊形动脉瘤未破裂时常无症状,破裂出血则出现蛛网膜下隙出血、脑内血肿相应症状。

梭形动脉瘤临床上也可引起脑神经受压症状或因血栓形成而引起脑干梗死。

（3）诊断要点。患者多为中老年人。T_1WI、T_2WI 上见圆形或椭圆形无信号区，若同时见到载瘤动脉不难诊断。由于大部分蛛网膜下隙出血为动脉瘤破裂所致，因此当出现蛛网膜下隙出血的临床及影像学表现时应考虑到动脉瘤的可能并进一步检查。

（4）鉴别诊断：一些较大的动脉瘤，尤其是在动脉瘤内充满血栓时要与不同病变鉴别。位于后颅窝者要与脑膜瘤、听神经瘤等鉴别；位于脑内时应与胶质瘤、室管膜瘤等鉴别；在鞍旁需与垂体瘤、脑膜瘤、颅咽管瘤鉴别。

（5）影像学检查诊断价值比较。MRA 显示 5mm 以上的动脉瘤较好，优势在于不使用造影剂就能显示动脉瘤和瘤内血流状态。CTA 有利于小动脉瘤的发现。数字减影血管造影（DSA）是诊断动脉瘤的金标准，但完全血栓化的动脉瘤脑血管造影不能显示，而 CT、MRI 可显示。此外，DSA 不能显示血管及瘤腔外的改变，应配合应用上述检查方法。

第二节　颅脑外伤

一、脑挫裂伤

（一）MRI 诊断

脑挫裂伤 MRI 表现变化较大。非出血性挫裂伤病灶内含水量增加，显示为 T_1WI 低信号和 T_2WI 高信号，且水肿区在最初几天不断扩大，占位效应加重。出血性脑挫裂伤的信号强度会随血肿内成分的变化而变化。可伴有硬膜下血肿、硬膜外血肿及局部蛛网膜下隙出血等。

（二）特别提示

（1）病理表现可以将脑挫伤和脑裂伤区分开。脑挫伤时脑组织可有局限性散在水肿、出血，软脑膜和蛛网膜完整；脑裂伤时伴有软脑膜、蛛网膜和脑组织的裂开，常有较多出血。实际工作中两者统称为脑挫裂伤，治疗原则相同。

（2）外伤性原发性脑挫裂伤主要包括脑皮质挫裂伤、小脑挫裂伤及脑桥延髓撕裂伤。主要表现为颅内压增高症状及神经系统定位体征，可出现脑疝。脑桥延髓撕裂者一般伤后即刻死亡。

（3）诊断要点。①外伤史。②MRI 见脑实质内水肿信号及不同期龄的血肿信号。

（4）影像学检查诊断价值比较。CT 和 MRI 均能反映本病的主要病理变化——水肿和出血，而以 MRI 更佳且随访效果好。CT 可更好地观察颅骨改变。

二、弥散性脑（轴索）损伤

（一）MRI 诊断

信号特征取决于病灶为出血性还是非出血性以及病灶的期龄。非出血性者（只有水肿者），显示为皮质、髓质交界处单发或多发点状 T_1WI 低信号、T_2WI 高信号灶（图 7-2-1）；出血性病灶信号随病灶期龄而变化(图 7-2-2)。

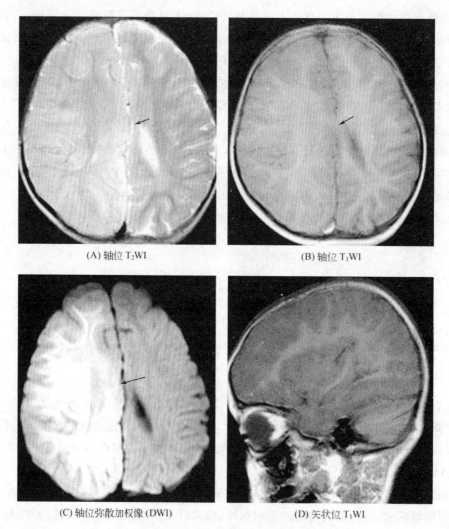

(A) 轴位 T_2WI (B) 轴位 T_1WI

(C) 轴位弥散加权像 (DWI)   (D) 矢状位 T_1WI

图 7-2-1　右侧大脑半球弥散性脑损伤

右侧大脑半球脑组织(包括右侧基底节区、胼胝体)明显肿胀(→),呈弥散性长 T_1、长 T_2 信号影,中线结构左移。右侧脑室变形。弥散加权示右侧大脑半球皮质、髓质交界处呈明显线状高信号

(二)特别提示

(1)本病又称剪切伤,是由于头颅受到突然加速(减速)力、旋转力的作用,引起皮质、髓质相对运动而导致的相应部位的撕裂及轴索损伤。病理上肉眼仅可见弥散性点状出血灶及蛛网膜下隙出血,显微镜可见轴索损伤。病灶较弥漫,呈双侧性,多位于皮质、髓质交界处。

(2)临床上伤势一般较重且死亡率高,患者往往于损伤即刻出现昏迷,同时可有偏瘫、颈强直等体征。脑脊液检查呈血性。

(3)诊断要点。典型的影像表现为皮质、髓质交界处多发点状出血信号灶,结合外伤史及损伤即刻出现昏迷的症状不难做出诊断。

(4)影像学检查诊断价值比较。MRI 显示弥散性轴索损伤优于 CT。

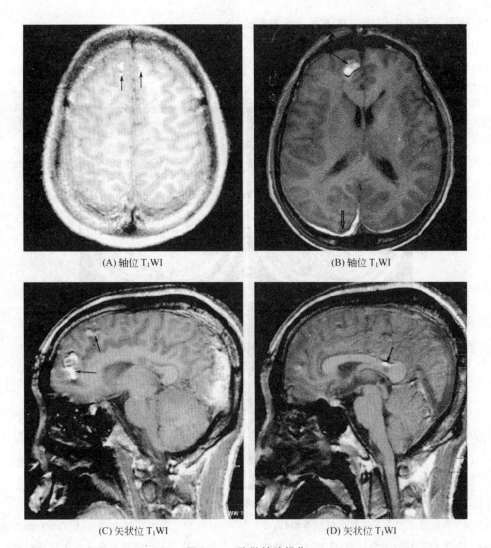

(A) 轴位 T₁WI　　　　　　　　　(B) 轴位 T₁WI

(C) 矢状位 T₁WI　　　　　　　　(D) 矢状位 T₁WI

图 7-2-2　弥散性脑损伤

右枕部蛛网膜下隙出血,右侧额叶皮质、髓质交界处、胼胝体体部上缘可见大小不等斑片状短 T₁ 信号(→)。右枕部硬膜下可见线样短 T₁ 信号影(⇨)

三、外伤性硬膜下积液

(一)病理和临床

外伤性硬膜下积液,又称为外伤性硬膜下水瘤,占颅脑外伤的 0.5%～1%,是由于头部着力时脑在颅腔内移动,造成脑表面、视交叉池或外侧裂池等处蛛网膜撕裂并形成一个活瓣,脑脊液经破口进入硬脑膜下腔而不能回流,形成大量的液体潴留。根据其病程不同,分为急性、亚急性和慢性三种类型,其中慢性硬膜下积液多在外伤后数月甚至数年后形成。

(二)诊断要点

(1)单侧或双侧硬脑膜下示新月状异常信号影,信号与脑脊液相似,呈明显长 T₁、长 T₂ 信号,FLAIR 序列呈低信号。

（2）硬膜下积液占位效应比硬膜下血肿轻。

（3）硬膜下积液者相应部位的脑沟常不消失。

（4）增强像上硬膜下积液的内膜不强化。

见图 7-2-3。

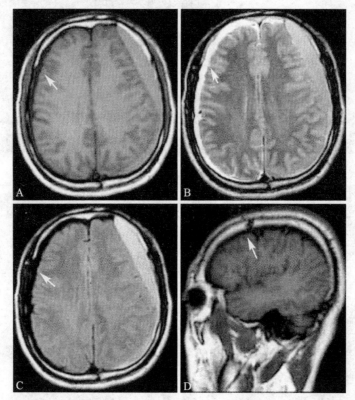

图 7-2-3　右额顶部外伤性硬膜下积液

AT$_1$MI，右额顶部硬膜下新月形低信号影（白箭），信号均匀，相应脑组织轻度受压；B.T$_2$WI，病变呈高信号（白箭）；C.FLAIR，病变呈低信号；D.T$_1$WI 矢状位，病变呈低信号。该病例同时合并左侧额顶部慢性硬膜下血肿，注意比较

（三）鉴别诊断

本病主要须与慢性硬膜下血肿相鉴别。

（四）特别提示

硬膜下积液与慢性硬膜下血肿鉴别的关键在于前者于 FLAIR 序列呈低信号，而后者一般呈明显高信号。

四、硬膜外血肿

（一）病理和临床

硬膜外血肿（EDH）多因头部直接外力打击，产生颅骨骨折或颅骨局部变形致使脑膜中动脉或后动脉破裂，血液进入硬脑膜与颅骨内板间形成。少数病例属静脉破裂引起。血肿多见于幕上，且为单侧，幕下相对少见。

典型临床表现为外伤后原发性昏迷-中间清醒-再昏迷,可有神经系统局灶症状如中枢性面瘫、轻偏瘫、运动性失语等。

（二）诊断要点

(1)颅骨内板下呈"双凸透镜"或梭形的异常信号影,边界锐利、清楚。

(2)急性期,血肿 T_1WI 呈等或低信号,T_2WI 呈低信号;亚急性期,T_1WI 和 T_2WI 均呈高信号;慢性期,T_1WI 呈低信号,T_2WI 呈高信号。

(3)血肿内缘可见低信号的硬脑膜。

(4)依血肿体积大小,呈现程度不同的占位效应。

见图 7-2-4。

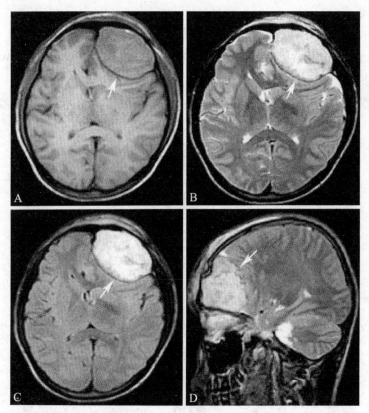

图 7-2-4　左额部硬膜外血肿

A.T_1WI,左额部一梭形等信号影(白箭),边界清晰,相应脑组织明显受压;B.T_2WI,病变呈稍高信号(白箭);C.FLAIR 序列,病变呈较高信号(白箭);D.矢状位 T_2WI,血肿内缘可见低信号的硬脑膜(白箭)

（三）鉴别诊断

本病主要须与硬膜下血肿及硬膜外积脓鉴别。

（四）特别提示

(1)EDH 可跨越硬脑膜反折如大脑镰和天幕,一般不会跨越硬脑膜附着点,如颅缝。

(2)发生在大脑镰和天幕等特殊部位的 EDH 须与 SAH 鉴别。

五、硬膜下血肿

(一)病理和临床

硬膜下血肿(SDH)发生于硬脑膜与蛛网膜之间,大多是由于外伤撕裂了横跨硬膜下的静脉形成,可为单侧或双侧。1/3患者合并骨折,发生对冲性硬膜下血肿时骨折可位于血肿对侧。根据血肿形成的时间和临床表现可分为急性、亚急性和慢性三型。

常见临床表现有昏迷、脑疝和颅内压增高,其中急性硬膜下血肿病情多较重且发展迅速,而亚急性硬膜下血肿症状常出现较晚。慢性硬膜下血肿多见于老年人,且不少患者仅有轻微的外伤史,常在伤后数周才出现临床症状。

(二)诊断要点

(1)颅骨内板下呈新月形或弧形的异常信号影。

(2)急性期 T_1WI 呈等或低信号,T_2WI 呈低信号,亚急性期 T_1WI 和 T_2WI 均呈高信号,慢性早期的信号强度与亚急性期相仿,晚期信号强度与脑脊液相仿。

(3)血肿可跨越硬脑膜附着点如颅缝,但不跨越硬脑膜反折如大脑镰和天幕。

见图 7-2-5。

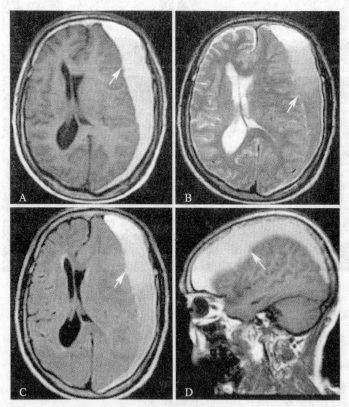

图 7-2-5　左额颞顶部硬膜下血肿(亚急性期)

A.T_1WI,示右额颞顶新月形较高信号影(白箭),相应脑组织受压;B、C分别为 T_2WI、FLAIR,示病变呈稍高信号(白箭);D.T_1WI 矢状位,示病变呈高信号(白箭)

（三）鉴别诊断

本病主要须与 EDH 及硬脑膜下积液鉴别。

（四）特别提示

SDH 范围较广,而硬膜外血肿常较局限。MR 对少量 SDH 的诊断较 CT 敏感。

第八章　心脏与大血管疾病MRI诊断

第一节　先天性心脏病

一、房间隔缺损

房间隔缺损(ASD)指房间隔构成异常。缺损可以合并或不合并心内膜垫的畸形。ASD分为原发孔型(Ⅰ孔型)ASD和继发孔型(Ⅱ孔型)ASD。

(一)临床表现与病理特征

ASD的发生是由于胚胎发育第四周时,原始第一房间隔吸收过度和(或)第二房间隔发育不良,导致的残留房间孔,主要血流动力学改变为心房水平左向右分流,使右心房、室及肺血流量增加。ASD占先天性心脏病10%~15%,根据缺损部位不同可分为以下4型:①中央型或称卵圆窝型,是本病最常见的一种类型,占75%。位于房间隔卵圆窝处,四周房间隔组织完整。②下腔型,占5%~10%。缺损位于房间隔下方下腔静脉入口处,因其主要由左房后壁构成缺损后缘,故缺损没有完整的房间隔边缘,常合并右下肺静脉畸形引流入右心房。③上腔型,又称静脉窦型缺损,占10%。缺损位于房间隔后上方上腔静脉入口下方,没有后缘,上腔静脉血直接回流至两侧心房,常合并右上肺静脉畸形引流入上腔静脉。④混合型,常为巨大缺损,兼有上述两种以上缺损。

(二)MRI表现

1.直接征象

为房间隔连续性中断(图8-1-1)。但因房间隔为膜性结构,黑血序列或常规SE序列受容积效应的影响,不能明确诊断且容易漏诊。而亮血序列横轴面或垂直房间隔的心室长轴面(即四腔心层面)是显示ASD的最佳体位和方法。亦可辅以薄层(以3~5mm为宜)的心脏短轴面和冠状面显示ASD与腔静脉的关系并确定ASD的大小,为临床制定治疗方法提供依据。

2.间接征象

包括右心房、室增大;右心室室壁增厚;主肺动脉扩张,其内径大于同一层面升主动脉内径。正常情况下,同一水平面主动脉与主肺动脉直径之比约为1:1。

3.MR电影成像

在心房水平可见异常血流的低信号,根据血流方向来判定分流方向,同时可根据低信号血流束的面积粗略估测分流量。

对于单纯 ASD 可以通过测定左、右心室心输出量，计算分流量。

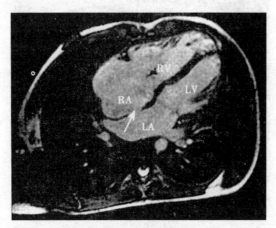

图 8-1-1　房间隔缺损

四腔心层面 TrueFISP 亮血序列图像，黑色箭头示 RA 和 LA 之间的房间隔信号连续性中断，右心房及右心室增大。RA.右心房；RV.右心室；LA.左心房；LV.左心室

二、室间隔缺损

室间隔缺损（VSD）是指胚胎第 8 周，心室间隔发育不全或停滞，而形成的左、右心室间的异常交通，引起心室内左向右分流，产生血流动力学紊乱。

（一）临床表现与病理特征

VSD 是最常见的先天性心脏病，约占出生存活婴儿的 0.2％和先天性心脏病的 20％～25％。按病理解剖，VSD 分为漏斗部、膜部、肌部三型。

1.漏斗部 VSD

它又分为：①干下型 VSD，缺损紧位于肺动脉瓣下，位置较高，左室分流入右心的血液可直接喷入肺动脉。易合并主动脉瓣关闭不全；②嵴内型 VSD，位于室上嵴，漏斗部间隔内，但与肺动脉瓣有一定距离，左室分流的血液射入右室流出道。

2.膜部 VSD

它又分为：①单纯膜部 VSD：单发而局限于膜部间隔的小缺损，有的呈瘤样膨出；②嵴下型 VSD：室上嵴下方的膜部缺损，常较大；③隔瓣下型 VSD：缺损大部分位于三尖瓣隔瓣下方。

3.肌部 VSD

位于肌部室间隔的光滑部或小梁化部，位置均较低，可单发或多发。

（二）MRI 表现

1.直接征象

为室间隔连续中断（图 8-1-2）。以横轴面及垂直室间隔左室长轴面显示最为满意。隔瓣后 VSD 于四腔心层面可见隔瓣后两心室间交通。嵴上型 VSD 垂直于室间隔根部，斜矢状面可见主动脉根部与右室流出道之间的圆锥部间隔消失。干下型及嵴内型 VSD 以短轴面显示为佳，可辅以矢、冠状面。在四腔心层面或五腔心层面经缺损部位平行室间隔采用薄层步进的方法扫描可显示整个缺损的大小形态。

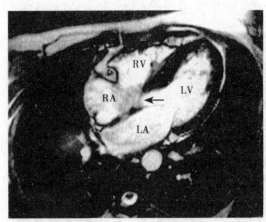

图 8-1-2　室间隔缺损

四腔心层面 True FISP 亮血序列图像,黑色箭头示 RV 和 LV 之间的室间隔信号连续性中断,左心房及左心室增大

2.间接征象

它包括少量分流者,可无其他异常表现;大量分流可见心室增大,室壁增厚,肺动脉增宽,内径大于同一层面升主动脉内径等。

3.MR 电影成像

它可见心室水平异常血流形成的低信号,依据血流信号判定分流方向及估测分流量,同时有利于发现小的或多发的 VSD。对于肌部小 VSD 仅在心室收缩期清楚显示左向右分流。隔瓣后 VSD 常合并主动脉瓣脱垂,造成主动脉瓣关闭不全,则在左室双口位电影序列上可直接显示主动脉瓣区异常反流信号及主动脉瓣脱垂情况。经后处理还可测定射血分数、心输出量,评估心脏功能。

三、动脉导管未闭

动脉导管未闭(PDA)是动脉导管在出生后未闭合而持续开放的病理状态。动脉导管是胎儿时期肺动脉与主动脉之间的正常交通,出生后不久即自行关闭。如动脉导管在生后仍持续开放,即形成动脉导管未闭。在足月婴儿,动脉导管功能关闭发生在出生后 10～15 小时。在生后第 2～3 周,动脉导管结构上完全闭合而形成动脉导管韧带,生后 3 个月动脉导管仍然未闭者则为异常。许多心血管畸形可合并动脉导管未闭,在有些先天性心脏病中,未闭的动脉导管是患儿存活的必需条件,自然关闭或盲目手术堵闭可导致患儿死亡。

动脉导管未闭根据形态主要有:①二端宽度相似的管形动脉导管未闭;②动脉端窄,主动脉端宽的漏斗形动脉导管未闭;③动脉导管很短,两端几乎直接连接的窗形动脉导管未闭。

动脉导管未闭占所有先天性心脏病的 5%～10%。女性是男性的 2 倍。动脉导管未闭早产儿发生率高于足月儿,妊娠龄越短、出生体重越低动脉导管未闭发生率显著增高。

MRI 表现

MRI 能较好地显示动脉导管未闭。动脉导管未闭在横断位自旋回波 T_1W 图像上表现为一连接于降主动脉上端和左肺动脉起始部之间的,由后向前略偏左走行的低信号流空血管影

（图 8-1-3），在矢状位上表现为在主动脉弓下方与主动脉弓略平行的低信号流空血管影。在梯度回波电影序列上动脉导管未闭处可见异常血流影。造影增强磁共振血管成像序列对动脉导管未闭诊断效果最好，多角度的最大密度投影重建可从矢状位、左前斜位和横断位等多个角度显示动脉导管未闭的直接征象，对判断动脉导管未闭的类型和大小都很有帮助。一般管形和漏斗形的动脉导管未闭很容易把动脉导管未闭的直接征象重建出来，窗形的动脉导管未闭重建比较困难，要小心地转到合适的角度才能显示窗型动脉导管未闭的直接征象。

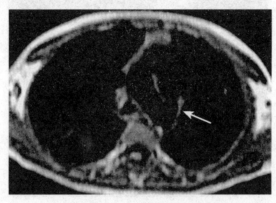

图 8-1-3　动脉导管未闭

横断位自旋回波 T_1W 见一连接于降主动脉上端和左肺动脉起始部之间的由后向前走行的低信号流空血管影

CE-MRI 检查由于是回顾性地做多角度重建，对一些特殊的动脉导管未闭也能很好地显示，如右位主动脉弓时，动脉导管通常连接于左锁骨下动脉起始部和左肺动脉起始部之间，冠状位重建才能显示动脉导管未闭的直接征象；又如右心室漏斗部闭锁或重度狭窄时，动脉导管为垂直型，左前斜位重建才能显示动脉导管未闭的直接征象。CE-MRI 不仅能较好地显示动脉导管未闭的直接征象，对于其伴随畸形如主动脉缩窄等也能较好地显示或排除。动脉导管未闭 MRI 各序列检查还可清楚地显示左心房增大，左心室增大，肺动脉扩张，升主动脉扩张等对动脉导管未闭诊断有帮助的间接征象。

四、房室间隔缺损

房室间隔缺损是一组以房室瓣周围的间隔组织缺损及房室瓣异常为特征的先天性心血管畸形。房室间隔缺损也称为心内膜垫缺损和房室通道缺损。21 三体综合征（唐氏综合征）患者常伴有房室间隔缺损。

常用的房室间隔缺损分型：部分型房室间隔缺损，不存在心室水平的血流分流。房室瓣上方房间隔缺损（原发孔型），合并不同程度的左侧房室瓣畸形（"二尖瓣"前叶裂缺）。过渡型房室间隔缺损，房室瓣叶上方原发孔型房间隔缺损，下面可有室间隔缺损，通常较小并有桥叶腱束附着，存在心室水平的血液分流，为限制性分流。完全型房室间隔缺损，房室瓣上方的原发孔型房间隔缺损，房室瓣下方的室间隔缺损均伴有血流分流，心室水平为非限制性分流。

MRI 表现

房室间隔缺损 MRI 检查对诊断有一定的帮助，MRI 检查可通过观察房间隔、室间隔连续性是否中断来判断有无房间隔、室间隔缺损。

MRI 自旋回波 T_1W 和梯度回波电影图像能较好地显示原发孔房缺及有无室间隔缺损存在，横断位图像即可较好地显示四个心腔相通（图 8-1-4），冠状位 MRI 图像能较好地显示"鹅颈征"。在梯度回波电影序列上更可根据异常的血流存在，来判断房室瓣反流。

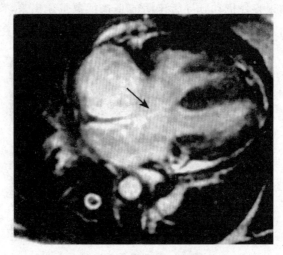

图 8-1-4　完全型房室间隔缺损

横断位梯度回波电影图像显示原发孔房缺（箭头）及室间隔缺损

造影增强磁共振血管成像序列对判断有无房间隔、室间隔缺损诊断帮助不大，但多角度的最大密度投影重建对显示"鹅颈征"有一定的帮助。

除了直接征象外，MRI 检查还可清楚地显示左心房增大，右心房增大，左心室增大，右心室增大，肺动脉扩张等对房室通道畸形诊断有帮助的间接征象，并可较好地排除其他伴随畸形如主动脉缩窄等。

五、肺动脉瓣狭窄

肺动脉瓣膜狭窄，比较常见。正常肺动脉瓣为三个半月瓣，肺动脉瓣狭窄可为单瓣融合、二叶瓣、三叶瓣和瓣发育不良畸形。一般瓣环直径正常，瓣膜增厚，活动受限，收缩期呈幕顶状，肺动脉总干的狭窄后扩张。少数患者瓣膜发育不良，常合并瓣环狭小、变形。狭窄后肺动脉扩张不明显。

MRI 表现

MRI 自旋回波 T_1W 图像可较好地显示肺动脉瓣增厚，肺动脉主干和左肺动脉近端扩张，右心室向心性肥厚。梯度回波电影序列上可见低信号的异常血流束向肺动脉主干喷射（图 8-1-5），梯度回波电影序列还可非常准确地测量出右心室舒张末容量和右心室射血分数。

造影增强磁共振血管成像序列则对伴有的外周肺动脉狭窄显示较好。

肺动脉瓣狭窄读片时要注意观察肺动脉瓣环的大小和肺动脉主干扩张的程度，瓣环小且肺动脉主干扩张不明显者为瓣发育不良型肺动脉瓣狭窄，该型肺动脉瓣狭窄在治疗上有所不同，其球囊扩张的效果远不如典型的肺动脉瓣狭窄。

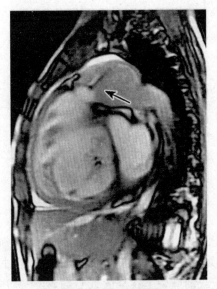

图 8-1-5　肺动脉瓣狭窄

梯度回波电影序列上可见低信号的异常血流束向肺动脉主干喷射(箭头),肺动脉主干和左肺动脉近端扩张

六、主动脉瓣狭窄

主动脉瓣狭窄是一组引起左心室流出道梗阻的先天性畸形。根据梗阻部位可分为主动脉瓣狭窄、主动脉瓣下狭窄、主动脉瓣上狭窄。

MRI 表现

MRI 自旋回波 T_1W 图像对主动脉瓣狭窄可显示主动脉瓣增厚,左心室向心性肥厚。

主动脉瓣下狭窄长轴位 MRI 图像相对可较好地显示主动脉瓣下隔膜部位和厚度,表现为主动脉瓣下细线状隔膜,一端与室间隔相连,另一端附着于主动脉根部后壁与二尖瓣前叶根部交界处,中央处为隔膜的中心孔,其直径即为左心室流出道狭窄径。主动脉瓣下管样狭窄时,相对较易显示,主动脉瓣下管样狭窄时左心室向心性肥厚相对较明显。

对主动脉瓣上狭窄,MRI 可显示瓣上狭窄直接征象,了解狭窄为漏斗形、管形或隔膜形,并可测得最狭窄处的升主动脉内径。另外,左心室向心性肥厚,升主动脉有无狭窄后扩张改变,MRI 也可清楚显示。主动脉瓣狭窄 MRI 梯度回波电影序列效果更好,主动脉瓣狭窄可见低信号的异常血流束向升主动脉喷射,可见升主动脉狭窄后扩张改变,通过流速测量还可估计主动脉瓣狭窄所导致的压力阶差的大小,梯度回波电影序列还可非常准确地测量出左心室舒张末容量和左心室射血分数,如有主动脉瓣关闭不全,于左心室内可见低信号的异常血流。对主动脉瓣下狭窄的瓣下隔膜、管样狭窄和主动脉瓣上狭窄的直接征象也可很好显示。主动脉瓣下隔膜也可有低信号的异常血流束向升主动脉喷射,但升主动脉狭窄后扩张改变不明显(图8-1-6)。

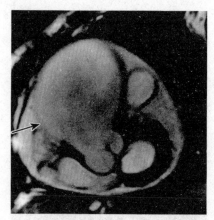

图 8-1-6 主动脉瓣狭窄伴心包积液

MRI 梯度回波电影序列，升主动脉有明显狭窄后扩张（箭头）

　　造影增强磁共振血管成像序列则对升主动脉狭窄后扩张和主动脉瓣上狭窄显示较好（图 8-1-7），主动脉瓣上狭窄时，冠状动脉位于狭窄的近心端，处于高压力区，冠状动脉扩张、扭曲，在 MRI 读片时要注意观察。主动脉瓣上狭窄常伴有周围肺动脉狭窄，头臂动脉起始部狭窄和肾动脉等体循环血管的狭窄，超声检查观察的视野有限，而造影增强磁共振血管成像序列扫描视野很大，一次扫描便可得到升主动脉、头臂动脉、肺动脉和肾动脉等各部位信息，只需在重建时重点观察各部位的形态即可。

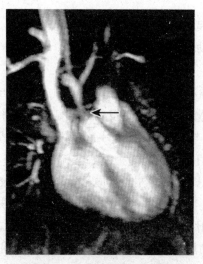

图 8-1-7 主动脉瓣上狭窄

造影增强磁共振血管成像冠状位最大密度投影重建显示，升主动脉严重狭窄（箭头），右肺动脉狭窄

七、血管环

　　血管环主要是先天性主动脉弓血管畸形，也可为其他血管畸形，导致血管包绕和压迫气管与食管。双主动脉弓，右位主动脉弓伴迷走左锁骨下动脉伴左侧动脉导管是血管环中常见的类型。

MRI 表现

MRI 检查对血管环的诊断也有帮助，各种磁共振扫描序列对血管环的诊断都很有帮助，其中 CE-MRA 是各种磁共振扫描序列中对血管环诊断效果最佳的序列，可清楚地显示主动脉弓的形态、位置、各头臂动脉的发出部位与走向。

双主动脉弓 MRI 检查可见升主动脉位置正常，在气管前分为左、右主动脉弓，在右主支气管上方跨过并延伸至降主动脉（图 8-1-8），并与左弓汇合。右弓有右颈总动脉及右锁骨下动脉分支，左弓有左颈总动脉及左锁骨下动脉分支。

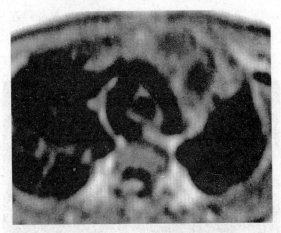

图 8-1-8　双主动脉弓

横断位自旋回波 T_1W 见左、右主动脉弓

右位主动脉弓伴迷走左锁骨下动脉和左侧动脉导管或导管韧带是较常见的血管环畸形，MRI 检查可见升主动脉正常，延续于右主动脉弓及右位降主动脉，迷走左锁骨下动脉起自右降主动脉上部，右锁骨下动脉起始部的远端，在食管后方向左沿行，在左肺动脉与左锁骨下动脉之间存在动脉导管或导管韧带则形成完整的血管环（图 8-1-9）。

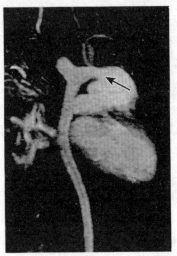

图 8-1-9　右位主动脉弓伴迷走左锁骨下动脉

CE-MRA 图像显示迷走左锁骨下动脉起自右降主动脉上部，动脉导管仍在左侧（箭头）

八、肺动脉吊带

肺动脉吊带为左肺动脉起自右肺动脉的畸形,左肺动脉跨越右主支气管后在气管与食管之间左行至左侧肺门形成的吊带压迫右支气管及气管。也称左肺动脉吊带。肺动脉吊带常伴随气道畸形,如完整气管软骨环、气管性支气管、支气管桥。肺动脉吊带也常压迫气道致气管支气管狭窄、气管软化,同时可伴随心脏畸形及其他畸形。

MRI表现

MRI检查可见左肺动脉跨越右主支气管后在气管与食管之间左行至左侧肺门。形成的吊带压迫右支气管及气管(图8-1-10)。左肺动脉常较小于右肺动脉。但MRI检查在显示气道畸形方面不如CT。

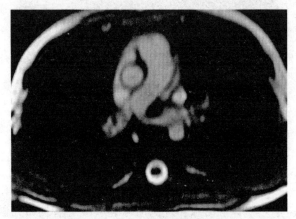

图8-1-10　肺动脉吊带

梯度回波电影序列上可见左肺动脉在气管与食管之间左行至左侧肺门,形成吊带。左肺动脉较细小

九、主动脉缩窄

主动脉缩窄(CoA)是指先天性弓降部的主动脉狭窄。主动脉缩窄常发生在左锁骨下动脉起始点与动脉导管或导管韧带附着点之间。主动脉缩窄常合并动脉导管未闭、主动脉二瓣畸形、室间隔缺损及二尖瓣病变等其他先天性心脏病。

1903年,Bonnet将主动脉缩窄患者分为两类,婴儿型和成人型。婴儿型后来称为导管前型,成人型称为导管后型,但是不能解释和包括全部主动脉缩窄。目前国际小儿心脏外科命名和数据库会议建议的分类:主动脉缩窄,单纯;主动脉缩窄合并室间隔缺损;主动脉缩窄合并复杂心内畸形;主动脉峡部发育不良和或弓发育不良。

MRI表现

主动脉缩窄在MRI图像横断位上如见到降主动脉直径大于升主动脉则为一间接征象,提示可能存在主动脉缩窄(图8-1-11),此系降主动脉存在狭窄后扩张所致。

切面与主动脉弓平行的左前斜位MRI自旋回波T_1W图像可显示主动脉缩窄的直接征象,并可显示主动脉管壁有无增厚等,以利于与大动脉炎鉴别,但如扫描层面不一定恰好通过主动脉缩窄的狭窄段,此时就很难显示主动脉缩窄的直接征象,并有可能造成假阳性,自旋回

波 T_1W 图像还可较好地显示左心室向心性肥厚等改变。

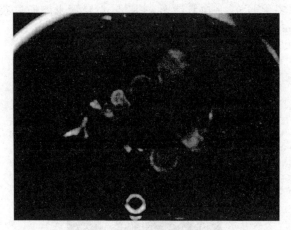

图 8-1-11　主动脉缩窄

横断位梯度回波电影序列见降主动脉直径大于升主动脉的间接征象

　　梯度回波电影序列可显示主动脉缩窄的直接征象,并可显示通过缩窄段的异常血流(图 8-1-12),收缩期的黑色血流射流长度有血流动力学意义,MRI 还可测量流速判断压力阶差,但扫描层面也须通过狭窄段。

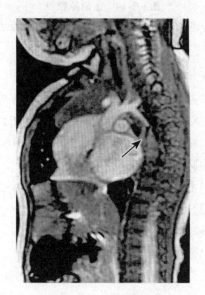

图 8-1-12　主动脉缩窄

矢状位梯度回波电影序列显示主动脉缩窄的直接征象,并显示通过缩窄段的异常血流(箭头)

　　造影增强磁共振血管成像序列扫描视野很大,只需一次扫描便可得到升主动脉、降主动脉和腹主动脉等各部位信息,并可得到任意角度、任意层厚的最大密度投影重建图像,可确保图像层面通过狭窄段,升主动脉、降主动脉和腹主动脉同时显示,诊断主动脉缩窄最为直观可靠,可清楚地显示主动脉弓的形态、位置、各头臂动脉的发出部位与走向,可清楚地显示主动脉缩窄的直接征象,升主动脉有无狭窄,主动脉缩窄部位与程度,有无动脉导管未闭和侧支血管等(图 8-1-13),且能很好地排除腹主动脉的大动脉炎。

造影增强磁共振血管成像序列是各种磁共振扫描序列中对主动脉缩窄诊断效果最佳的序列,有时提供信息甚至多于 DSA 心血管造影,主要是心导管未能通过狭窄段时,MRA 能更好地显示整个主动脉弓和升主动脉的发育情况。

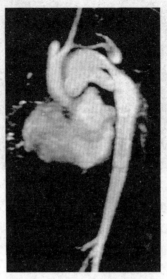

图 8-1-13　主动脉缩窄

造影增强磁共振血管成像序列显示主动脉缩窄的直接征象及主动脉弓发育不良情况

十、主动脉弓中断

主动脉弓中断(IAA)也称主动脉弓离断,为升主动脉与降主动脉之间没有直接连接的先天性主动脉弓畸形。如果升主动脉与降主动脉之间存在条束组织或有管腔但完全闭塞时则称为主动脉弓闭锁。主动脉弓中断为少见的先天性心脏病,几乎所有主动脉弓中断均合并其他心血管畸形,如室间隔缺损、动脉导管未闭等。

根据间断的部位不同可将主动脉弓中断分为 3 型。

A 型:间断在左锁骨下动脉远端。

B 型:间断在左颈总动脉与左锁骨下动脉之间。

C 型:间断在无名动脉与左颈总动脉之间。

在每型中间还可根据右锁骨下动脉起源部位不同(如起自降主动脉)分为不同亚型。

MRI 表现

主动脉弓中断 MRI 检查左前斜位自旋回波 T_1W 扫描常可很好地显示主动脉弓中断的直接征象,但也应注意若患儿体位有所移动,升主动脉、主动脉弓与降主动脉未在同一层面上显示时,有可能将主动脉缩窄误诊为主动脉弓中断。自旋回波 T_1W 图像还可较好地显示左心室向心性肥厚、室间隔缺损等改变。

造影增强磁共振血管成像序列诊断主动脉弓中断最为可靠,回顾性多角度最大密度投影重建完全避免了由于切面角度因素可能导致的漏诊,表面遮盖法重建可使病变更直观。

在 CE-MRA 最大密度投影重建图像上要注意观察头臂动脉发出的位置,左锁骨下动脉位于主动脉弓中断处的近端还是远端,不仅牵涉到主动脉弓中断的分类,中断是 A 型还是 B 型的问题,还与侧支循环供血方式有关(图 8-1-14、图 8-1-15)。此外还要注意观察主动脉弓中断两端的距离,动脉导管未闭的大小等(图 8-1-16)。

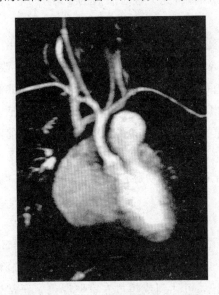

图 8-1-14　主动脉弓中断 A 型

造影增强磁共振血管成像序列显示左锁骨下动脉位于主动脉弓中断处的近端

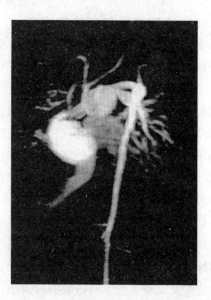

图 8-1-15　永存动脉干伴主动脉弓中断 B 型

造影增强磁共振血管成像序列显示左锁骨下动脉位于主动脉弓中断处的远端

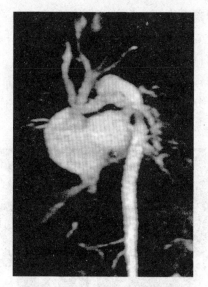

图 8-1-16　主动脉弓中断 A 型

造影增强磁共振血管成像序列显示左锁骨下动脉位于主动脉弓中断处的近端,可见主动脉弓中断两端的距离和动脉导管未闭的大小

十一、法洛四联症

法洛四联症(TOF)是最常见的发绀型先天性心脏病,占先天性心脏病的 12%~14%。

(一)临床表现与病理特征

TOF 的主要畸形包括肺动脉狭窄、室间隔缺损、主动脉骑跨和右心室肥厚。其中,由于圆锥室间隔前移所造成的右室漏斗部狭窄及对位异常的高位室间隔缺损为其特征性改变。TOF 的血流动力学改变取决于肺动脉狭窄程度和室间隔缺损大小及其相互关系。TOF 并存的畸形包括:①多发性室间隔缺损,以肌部室间隔缺损为多;②外周肺动脉发育异常,包括左或右肺动脉起始部或肺内分支狭窄、一侧肺动脉缺如、扩张性改变等;③冠状动脉畸形,左前降支起源于右冠状动脉或右冠状窦、单冠状动脉畸形;④右位主动脉弓,占 20%~30%;⑤房间隔缺损;⑥永存左上腔静脉;⑦心内膜垫缺损;⑧其他畸形包括肺动脉瓣缺如、三尖瓣下移畸形、右室异常肌束、主动脉瓣关闭不全等。

(二)MRI 表现

(1)黑血+亮血序列横轴面和斜冠状面可以显示右室漏斗部(即流出道)、肺动脉瓣环、主肺动脉及左右肺动脉主干的发育及狭窄程度(图 8-1-17)。横轴面、四腔心层面及心室短轴面可以清楚显示嵴下型室间隔缺损的大小,右心室壁肥厚,可达到或超过左室壁厚度。正常情况下,左室壁厚度约为右室壁厚度的 3 倍。对于并存肌部小室间隔缺损可采用薄层步进的扫描方法。在横轴面和心室短轴面上显示升主动脉扩张并可判定主动脉骑跨程度,若骑跨率较大时,取垂直室间隔流出道部左室长轴面(即左室双口位),显示主动脉后窦与二尖瓣前叶之间是否存在纤维连接,这是与法四型右室双出口的鉴别点。

(2)MR 电影成像可以显示肺动脉瓣环发育大小、瓣叶数目及开放程度;室间隔缺损分流方向,同时评价右心室功能,对评估预后有较大意义。

(3)3DCE-MRA 经 MIP 及 MPR 重建,可明确、直观显示两大动脉空间关系,尤其是显示主肺动脉、左右肺动脉主干及分支的发育情况和狭窄程度。同时可以测量并计算肺动脉指数或 McGoon 指数,对手术术式选择有重要意义。

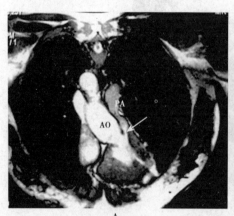
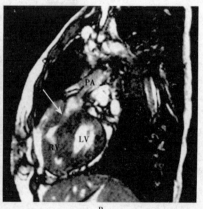

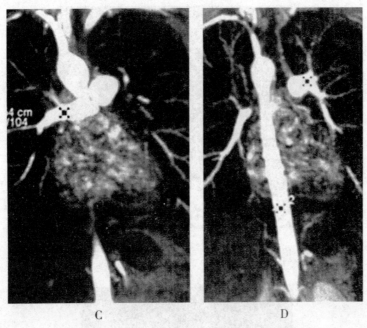

图 8-1-17 法洛四联症

A、B.电影序列显示右室流出道、肺动脉瓣环及瓣上重度狭窄,右心室肥厚;C、D.CE-MRA 显示主动脉及肺动脉空间关系及肺动脉的狭窄程度

十二、永存动脉干

永存动脉干也可称共同动脉干,是以单一动脉干起源于心脏,只有一组半月瓣,冠状动脉、肺动脉及头臂动脉依次自动脉干上发出为特征的先天性心脏病,因胚胎期动脉总干正常螺旋分割停止而形成,占先天性心脏病的 0.21%～0.34%。

MRI 表现

MRI 能较好地显示和诊断永存动脉干。MRI 检查在横断位自旋回波 T_1W 图像上可见到肺动脉直接起源于动脉干(图 8-1-18,并可根据肺动脉起源于动脉干的方式来对共同动脉干做出分类。自旋回波 T_1W 图像还可显示室间隔缺损,左心房增大,左心室增大等。在梯度回波电影序列上永存动脉干瓣如有反流可见异常血流影。造影增强磁共振血管成像序列多角度的最大密度投影重建可从冠状位、矢状位、右前斜位、左前斜位和横断位等

多个角度显示肺动脉起源于动脉干的直接征象,对判断永存动脉干类型很有帮助。造影增强磁共振血管成像序列对于永存动脉干其他常见的伴随畸形如是否存在主动脉缩窄、主动脉弓中断、动脉导管末闭等也能较好地显示或排除(图 8-1-19),对于和鉴别诊断有关的是否存在两组半月瓣也能较好地显示。只有一组半月瓣,几乎总伴有室间隔缺损,左右心室同时发出动脉干,由动脉干上依次发出冠状动脉,肺动脉和头臂动脉是永存动脉干诊断的关键。

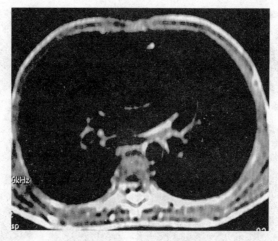

图 8-1-18　永存动脉干

横断位自旋回波 T_1W 图像上可见到肺动脉直接起源于动脉干

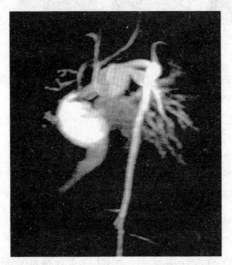

图 8-1-19　Van Praagh Ⅳ型永存动脉干,伴主动脉弓中断

十三、单心室

单心室是一组严重复杂类型的先天性心脏病,单心室发生率约占全部先天性心脏病的 1%。单心室的定义与命名是心脏病理学家们长期争论的焦点,本文采用比较古老而经典的单心室定义,即当二个房室瓣或一个共同房室瓣开口于一个心室时,该先天性心脏畸形称为单心室。

病理分类:①左心室型单心室,左心室型单心室主要心室为肌小梁光整的形态学左心室,几乎所有左心室型单心室的前上方均有一肌小梁略粗糙的小腔存在,这一小腔被称为输出小腔。②右心室型单心室,右心室型单心室二房室瓣或一共同房室瓣进入一肌小梁粗糙的形态学右心室。右心室型单心室在主要心室的后下方有时可见一肌小梁光整的憩室状小腔,这是一残余的左心室。③心室结构不定型单心室,罕见,从心室的形态无法难定为形态学左心室还是形态学右心室,一般既无输出小腔也无残余左心室腔。

MRI 表现

单心室 MRI 检查常用的扫描序列为心电门控的自旋回波 T_1W 或其他黑血技术序列,梯度回波电影序列和造影增强磁共振血管成像序列。MRI 自旋回波 T_1W 图像和梯度回波电影序列可很好地显示单心室的主要心室的心肌小梁粗糙程度,明确单心室是右心室型还是左心室型,主要心室心肌小梁粗糙为右心室型单心室(图 8-1-20),光滑为左心室型单心室(图 8-1-21)。

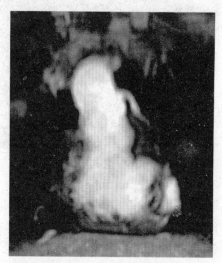

图 8-1-20　右心室型单心室

梯度回波电影序列显示主要心室的心肌小梁粗糙,左下有残余左心室小腔

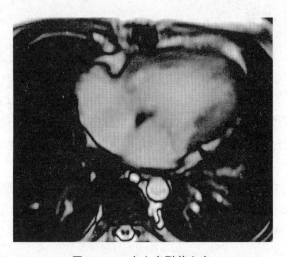

图 8-1-21　左心室型单心室

梯度回波电影序列显示一个心室接受二侧心房血液,主要心室的心肌小梁光滑

MRI 图像还可较好地显示两个房室瓣或共同房室瓣开口于一个心室。左心室型单心室有输出小腔,一般位于主要心室的前上方(图 8-1-22),右心室型单心室有时有残余心室,一般位于主要心室的后下方。MRI 梯度回波电影序列则对心室功能如主要心室的射血分数等可

比较准确地测量,也可显示有无明显的房室瓣反流,主要心室的射血分数和有无房室瓣反流对单心室能否手术至关重要。

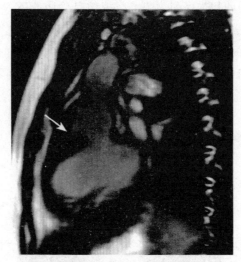

图 8-1-22   左心室型单心室

梯度回波电影序列显示主要心室的心肌小梁光滑,有输出小腔,位于心室的前上方(箭头)

造影增强磁共振血管成像序列则对单心室的肺动脉狭窄情况显示很好,对肺动脉的大小,主干狭窄,肺动脉分叉部狭窄,左右肺动脉起始部狭窄及肺内周围肺动脉狭窄均可很好地显示。对单心室的侧支循环血管,有无左上腔静脉存在,有无肺静脉异位引流存在等都可很好地显示。肺动脉狭窄情况,侧支循环血管情况,有无左上腔静脉存在,有无肺静脉异位引流等对单心室 Fontan 手术有重要影响。

十四、三尖瓣闭锁

三尖瓣闭锁为三尖瓣叶完全未发育而缺如,右心房与右心室之间无直接交通的先天性心脏病。三尖瓣闭锁的形态有多种类型。房室交界处完全没有瓣叶组织而呈肌型闭锁的最多,房室瓣未穿孔者较少。三尖瓣闭锁一般右心房扩大,壁增厚。右心室均小于正常。

三尖瓣闭锁常用的分类是首先根据心室与大动脉连接关系分为三型:Ⅰ型,心室大动脉连接正常,最多见;Ⅱ型,右型大动脉转位;Ⅲ型,左型大动脉转位,最少见。

MRI 表现

三尖瓣闭锁 MRI 检查对诊断有帮助,自旋回波 T_1W 序列或其他黑血技术序列用横断位、四腔位和长轴位等多角度扫描,可较好地显示三尖瓣闭锁右心房与右心室之间无直接交通的直接征象,以及左心室增大,右心室缩小,也可通过观察室间隔连续性是否中断来判断室间隔缺损的大小和部位。

应当注意必须是多角度多层面见右心房和右心室没有交通方可诊断三尖瓣闭锁,单看个别层面可有假阳性。MRI 梯度回波电影序列也可显示三尖瓣闭锁右心房与右心室之间无直接交通的直接征象(图 8-1-23、图 8-1-24),且对三尖瓣闭锁患者的左心室舒张末容量和左心室射血分数等可比较准确地测量,也可显示有无明显的二尖瓣反流。这些对三尖瓣闭锁手术治疗是极其重要的信息。

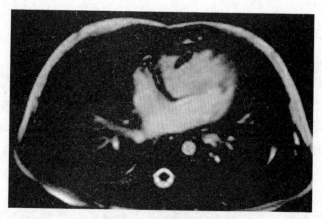

图 8-1-23　三尖瓣闭锁

梯度回波电影图像,显示三尖瓣闭锁的直接征象和左心室增大,右心室缩小

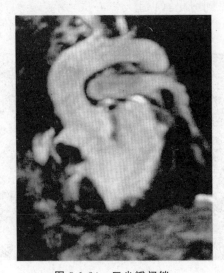

图 8-1-24　三尖瓣闭锁

梯度回波电影图像,显示肺动脉狭窄,室间隔缺损,左心室增大,右心室缩小

　　造影增强磁共振血管成像序列对三尖瓣闭锁的肺动脉狭窄情况显示很好,对肺动脉主干狭窄,肺动脉分叉部狭窄,左右肺动脉起始部狭窄及肺内周围肺动脉狭窄均可很好地显示。造影增强磁共振血管成像对三尖瓣闭锁的侧支循环血管也可很好地显示,对有无左上腔静脉存在,有无肺静脉异位引流存在,有无左侧心耳并置存在等对三尖瓣闭锁 Fontan 手术有重要影响的异常均可很好地显示,故造影增强磁共振血管成像对三尖瓣闭锁也有极其重要的诊断价值。

　　三尖瓣闭锁为手术方法比较特殊的先心病,其术前对心外大血管的解剖和心脏功能情况有较多的诊断要求,而这些方面正是 MRI 的长处,因此,MRI 检查很有帮助。

十五、三尖瓣下移畸形

三尖瓣下移畸形也称 Ebstein 畸形，主要特征是三尖瓣叶未正常地附着三尖瓣环，功能三尖瓣孔向右心室下移。本病是心血管畸形中较少见者，发生率约占全部先天性心脏病的 1%。

三尖瓣下移畸形的三尖瓣下移多累及隔叶、后叶，二者的联合处可为下移的最低点，三尖瓣后叶及隔叶都有发育不良，前叶附着于三尖瓣环，瓣叶冗长增厚，似篷帆状。原三尖瓣环至下移的功能三尖瓣口之间为房化右心室，内壁光滑，壁薄含肌纤维少或缺如。剩余的右心室小梁部及流出道部分为功能右心室。右心房明显扩大，房室瓣环也明显扩大。几乎所有三尖瓣下移畸形者合并卵圆孔未闭或房间隔缺损。

MRI 表现

三尖瓣下移畸形 MRI 图像可显示三尖瓣隔瓣及后瓣细小，下移，三尖瓣前瓣长而大，可显示右心房增大，房化右心室心肌变薄，右心室漏斗部扩张。梯度回波电影序列上右心房内可见异常血流（图 8-1-25），并可见到房化右心室与右心房呈矛盾运动，此为三尖瓣下移畸形的特征性表现。

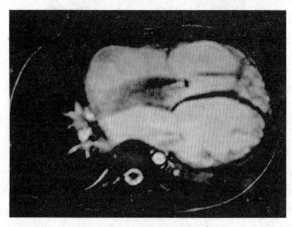

图 8-1-25　三尖瓣下移畸形

梯度回波电影序列见右心房内可见异常血流，右心房增大，房化右心室心肌变薄

造影增强磁共振血管成像序列于冠状位最大密度投影重建图像上可见心脏下缘有两个切迹，并可见三尖瓣前瓣长而大所形成的"帆样征"，也是三尖瓣下移畸形的特征性表现（图 8-1-26）。

十六、肺静脉异位引流

肺静脉异位引流，是指肺静脉直接或通过体静脉途径与右心房连接。发生率约占全部先天性心脏病的 2%。全部肺静脉均直接或通过体静脉与右心房连接的称为完全性肺静脉异位引流（TAPVC）。一支或几支肺静脉但不是全部肺静脉直接或通过体静脉与右心房连接的称为部分性肺静脉异位引流（PAPVC）。

完全性肺肺静脉异位引流根据异常连接的解剖部位分类：①心上型，此型最常见，左、右肺静脉在左心房后面先汇合成肺静脉总汇,通过异常的垂直静脉与左无名静脉连接,汇合至右上腔静脉,或垂直静脉与右上腔静脉直接连接;②心内型,肺静脉通过短的管道或 3～4 个孔与右心房连接,或肺静脉直接或汇合后与冠状静脉窦连接,冠状静脉窦扩大但位置正常;③心下型,左、右侧肺静脉分别连接于下行的垂直静脉。在食管的前方穿过膈肌的食管裂孔,平行于下腔静脉及腹主动脉并在两者之间向下走行,最常见的是与门静脉系统连接,与静脉导管、肝静脉或下腔静脉连接少见;④混合型,少见,肺静脉异常连接部位有两个或两个以上。比较多见的是左侧肺静脉与左无名静脉连接,右侧肺静脉与右心房或冠状静脉窦连接。

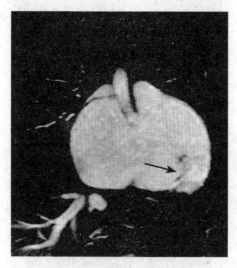

图 8-1-26 三尖瓣下移畸形

造影增强磁共振血管成像序列于冠状位最大密度投影重建图像上可见心脏下缘有两个切迹,并可见三尖瓣前瓣长而大所形成的"帆样征"(箭头),右心房增大,右心室漏斗部扩张

肺静脉梗阻可发生在各种类型的完全性肺静脉异位引流。心下型患者梗阻最多见,心内型患者梗阻最少见。

部分性肺静脉异位引流可单独存在或合并其他心脏畸形,最常见的是静脉窦型房间隔缺损。部分性肺静脉异位引流类型也很多,常见的有右上肺静脉直接引流入右上腔静脉;右肺静脉与右心房连接;右肺静脉与下腔静脉连接;左肺静脉与左无名静脉连接。

MRI 表现

MRI 能很好地显示和诊断完全性肺静脉异位引流,CE-MRA 序列是完全性肺静脉异位引流最主要的扫描序列,用冠状位扫描,并做回顾性多角度最大密度投影重建。CE-MRA 多角度的最大密度投影重建可从矢状位、冠状位和横断位等多个角度显示完全性肺静脉异位引流的直接征象,了解四支肺静脉是如何汇合成共同静脉并连接到什么部位(图 8-1-27)。

对于任何一个完全性肺静脉异位引流在做 CE-MRA 回顾性重建时,都应常规逐支观察全部肺静脉的连接情况,以免漏诊混合型完全性肺静脉异位引流,并应注意肺静脉异位引流途中有无梗阻发生。

MRI 自旋回波 T_1W 序列和梯度回波电影序列检查(图 8-1-28)虽对完全性肺静脉异位引流的直接征象显示常不如 CE-MRA,但其可清楚地显示右心房增大,右心室增大,肺动脉扩张,左心室相对较小等对肺静脉异位引流诊断有帮助的间接征象。另外,对于肺静脉异位引流可伴有的房间隔缺损,冠状静脉窦扩大,左垂直静脉,左无名静脉,右上腔静脉扩张等也可较好地显示,对于横静脉和左心房间的位置关系,也可较好地显示。

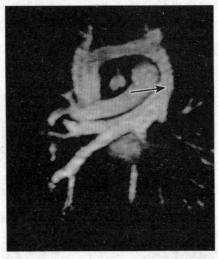

图 8-1-27　心上型完全性肺静脉异位引流

　　造影增强磁共振血管成像显示,肺静脉在左心房后面汇合,然后通过垂直静脉与左无名静脉连接(箭头),最后流入右上腔静脉

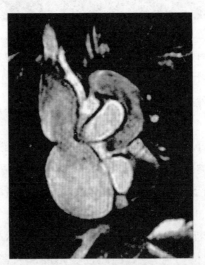

图 8-1-28　心上型完全性肺静脉异位引流

梯度回波电影序列显示肺静脉汇合、垂直静脉、左无名静脉和右上腔静脉

　　磁共振是各种非创伤诊断方法中对肺静脉异位引流诊断效果最好的方法。CE-MRA 诊断肺静脉异位引流更为理想,CE-MRA 视野大,肺静脉与体静脉显示清晰(图 8-1-29),不使用含碘造影剂,没有诱发或加重肺水肿的危险性,对肺静脉异位引流的诊断更准确,更安全。

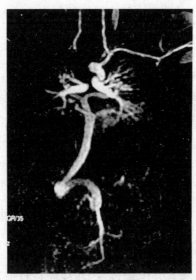

图 8-1-29 心下型完全性肺静脉异位引流

造影增强磁共振血管成像见肺静脉分别连接于下行的垂直静脉,垂直静脉与门静脉连接

一般情况下,右肺静脉异位引流入右心房或右上腔静脉不易漏诊,左肺静脉异位引流入冠状静脉窦或左上腔静脉较易漏诊。另外,肺静脉异位引流入下腔静脉也较易漏诊(图 8-1-30),右肺静脉异位引流入下腔静脉也称弯刀综合征,重建时要特别注意。

MRI 自旋回波 T_1W 序列检查可清楚地显示右心房增大,右心室增大,肺动脉扩张,左心室相对较小等对肺静脉异位引流诊断有帮助的间接征象。

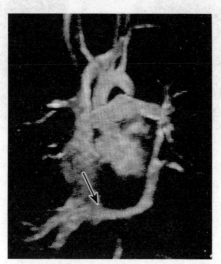

图 8-1-30 部分性肺静脉异位引流,左肺静脉与肝静脉连接

造影增强磁共振血管成像最大密度投影重建显示,左肺静脉异位引流入肝静脉(箭头)

十七、腔静脉异常

先天性腔静脉畸形包括先天性上腔静脉异常和先天性下腔静脉异常。3‰~5‰的先天性心脏病患儿合并有腔静脉畸形。由于该畸形大多不引起明显的血流动力学变化,故可终生不

被发现,但先天性腔静脉畸形在合并先天性心脏病的情况下,对先天性心脏病手术方式,手术步骤,介入治疗等影响巨大。

比较常见的先天性上腔静脉畸形类型:①永存左上腔静脉(双侧上腔静脉),左上腔静脉引流入冠状静脉窦,开口入右心房,无桥静脉;左上腔静脉引流入冠状静脉窦,开口入右心房,有桥静脉;左上腔静脉直接引流入左心房;左上腔静脉直接引流入右心房。②永存左上腔静脉(无右上腔静脉)。③右上腔静脉入冠状窦。④右上腔静脉入左心房。⑤无名静脉低位。⑥食管后无名静脉。

比较常见的先天性下腔静脉畸形类型:①先天性下腔静脉中断,经奇静脉或半奇静脉回流。②下腔静脉回流入左心房。③下腔静脉重复畸形。④左下腔静脉。⑤下腔静脉先天性梗阻。⑥下腔静脉高位插入。⑦其他先天性下腔静脉畸形:肝静脉入左心房、下腔静脉肾后段缺如、环主动脉左肾静脉、脐膨出伴肝内下腔静脉畸形、主动脉后左肾静脉等。

MRI 表现

MRI 能很好地显示和诊断永存左上腔静脉,在横断位自旋回波 T_1W 图像上表现为主动脉和肺动脉左侧的低信号流空血管影。在横断位梯度回波电影序列上也可见在主动脉和肺动脉左侧有高信号的血管影(图 8-1-31)。

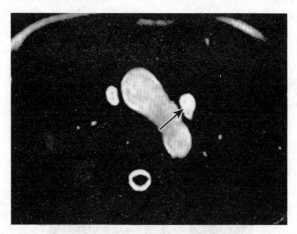

图 8-1-31　永存左上腔静脉

横断位梯度回波电影序列,见在主动脉左侧有高信号的血管影(箭头)

造影增强磁共振血管成像序列或 3D-SSFP 序列最大密度投影重建可显示永存左上腔静脉的直接征象,并可了解其大小,与右上腔静脉间有无桥静脉存在(图 8-1-32)及左上腔静脉是回流入静脉冠状窦还是直接与左心房相通。回流入冠状窦者,可见左上腔静脉垂直向下走行,进入明显扩大的冠状窦中。

左无名静脉低位在横断位自旋回波 T_1W 图像上表现为主动脉左侧的低信号流空血管影。在横断位梯度回波电影序列上也可见在主动脉左侧有高信号的血管影,左无名静脉从主动脉弓下方横过,进入右上腔静脉(图 8-1-33)。肺动脉左侧则没有血管影,与永存左上腔静脉不同。造影增强磁共振血管成像序列对左无名静脉低位诊断效果最好,由于造影增强磁共振血管成像序列可同时显示主动脉弓和腔静脉,对左无名静脉低位的直接征象显示十分清楚。

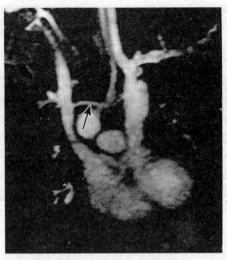

图 8-1-32　永存左上腔静脉

造影增强磁共振血管成像序列最大密度投影重建显示永存左上腔静脉的直接征象,有桥静脉存在(箭头)

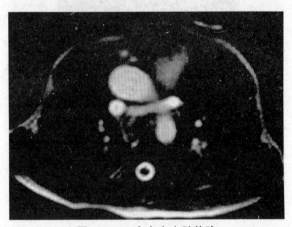

图 8-1-33　永存左上腔静脉

横断位 SSFP 电影序列,见左无名静脉从主动脉弓下方横过,进入右上腔静脉

　　下腔静脉中断经奇静脉或半奇静脉回流在横断位自旋回波 T_1W 图像上表现为降主动脉左侧(奇静脉)或右侧(半奇静脉)的低信号流空血管影,在横断位梯度回波电影序列上也可见在降主动脉旁有高信号的血管影,比正常的奇静脉、半奇静脉影明显增粗,由后向前进入上腔静脉(图 8-1-34)。

　　造影增强磁共振血管成像序列对先天性下腔静脉中断诊断效果最好,最大密度投影重建可显示下腔静脉中断的直接征象和扩张的奇静脉和半奇静脉。CE-MRA 视野大,可同时显示上腔静脉、下腔静脉和奇静脉,这对观察下腔静脉中断下腔静脉经奇静脉或半奇静脉回流很有帮助,如从下肢注射对比剂,其显示效果更好(图 8-1-35)。

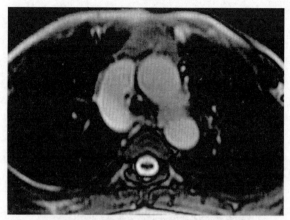

图 8-1-34　下腔静脉中断经奇静脉回流

横断位梯度回波电影序列见奇静脉增粗，由后向前进入上腔静脉

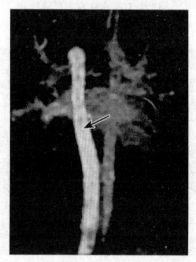

图 8-1-35　下腔静脉中断经奇静脉回流

造影增强磁共振血管成像最大密度投影重建显示扩张的奇静脉（箭头）

第二节　心肌疾病

一、扩张型心肌病

扩张型心肌病（DCM）是原发心肌病中最常见的类型。尽管通过各种影像学方法的互为补充，可以明确显示本病的形态和功能异常，但由于没有特异性的影像学征象，必须结合临床并除外其他病因后才能做出 DCM 的定性诊断。

（一）临床表现与病理特征

多见于 40 岁以下中青年，临床症状缺乏特异性。可分为左室型、右室型和双室型。病变以心脏增大为主，心腔扩张主要累及左心室，常见附壁血栓。室壁可以正常或略增厚，晚期多变薄，也可有左心室附壁血栓形成。以左心室或双侧心室腔扩张和室壁运动功能降低改变为主。DCM 病程长短各异，起病初期部分患者可有心悸气短，但大多是早期表现隐匿且发展缓慢，部分患者心脏增大后病情进展缓慢，多年不出现心力衰竭，发展快者迅速恶化可在 1～2 年死亡。因此应早期诊断并注意定期随访。听诊一般无病理性杂音，心电图可显示双侧心室肥厚、各类传导阻滞及异常 Q 波等。

（二）MRI 表现

MRI 可见①心肌信号改变。SE T_1WI、T_2WI 心肌多表现为较均匀等信号，少数病例 T_2WI 呈混杂信号。心腔内附壁血栓在 T_2WI 上常呈稍高信号（图 8-2-1）。②心腔形态改变。常规采用横轴面、心腔短轴面及心腔长轴面来观察心腔形态。回顾性心电门控，HASTE 黑血序列清晰显示心脏解剖结构，一般心室横径增大较长径明显。仅有左心室腔扩大者为左室型，室间隔呈弧形凸向右心室；仅有右心室腔扩大者为右室型（图 8-2-2），室间隔呈弧形凸向左心室；左右心室均扩大者为双室型。③心室壁改变。部分病例早期受累心腔心室壁可稍增厚，晚期则变薄或室壁厚薄不均，左室的肌小梁粗大。④心脏功能改变。电影序列图像可以清晰显示 DCM 的心室腔扩张和室壁运动功能降低，心肌运动幅度减低，收缩期室壁增厚率多下降。⑤瓣膜反流。因瓣环扩大导致的关闭不全，通常二尖瓣瓣口反流量大于三尖瓣瓣口。

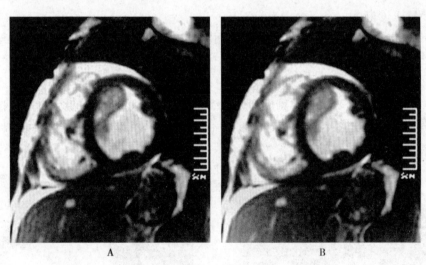

图 8-2-1　扩张型心肌病

A、B.分别为左心室短轴面舒张末期和收缩末期电影图像，左、右心室内均可见附壁血栓，呈略低于血流的稍高信号。左室腔中度扩张，室壁变薄，左心室舒张、收缩末期容积增加

确诊本病应结合临床除外风湿性心脏病、冠心病、高血压心脏病晚期、大量心包积液以及三尖瓣下移畸形等，如能结合年龄、性别、病史和临床表现及相关影像学检查则不难鉴别。风湿性心脏病联合瓣膜损害二、三尖瓣关闭不全晚期左、右心增大，心功能降低和本病相似，主要鉴别点为风湿性心脏病有显著的瓣膜器质性病变，如增厚、钙化、脱垂等，并且心力衰竭纠正后心腔可缩小。冠心病有时也可有类似 DCM 的影像表现，但冠心病多有心绞痛、心肌梗死病史，心电图出现心肌缺血等改变；常出现室壁节段性运动异常，后者在 DCM 很少见。高血压

心脏病晚期出现心力衰竭后可表现为心腔扩大、心肌变薄，临床病史有助于与 DCM 的鉴别。大量心包积液除在 X 线平片中不易与 DCM 鉴别外，其他检查方法均容易区分。

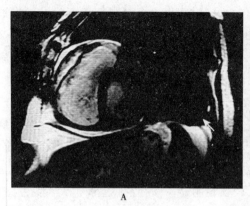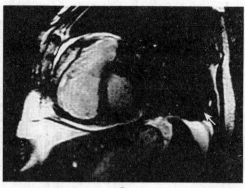

图 8-2-2 右室型扩张型心肌病

A、B.分别为 True FISP 序列左心室短轴面舒张末期和收缩末期电影图像，可见右心室壁变薄，右心室心腔扩大，心肌舒缩功能减低，为右室型 DCM

二、肥厚型心肌病

（一）MRI 诊断

（1）心腔结构改变。左心室前、侧壁及室间隔非对称性肥厚（图 8-2-3），室间隔与左心室后壁厚度之比＞1.5 为诊断肥厚型心肌病的指标（图 8-2-4）。本病还有心尖、左心室中段肥厚的亚型。

（2）心室功能改变。心肌异常肥厚部分收缩期增厚率降低，即心室舒张末期和收缩末期心室肥厚部分的比值低于正常心肌，心腔容积有不同程度减少，以舒张末期为主（图 8-2-5）；左心室泵血功能下降，每搏输出量下降。

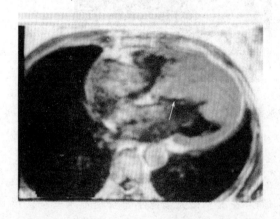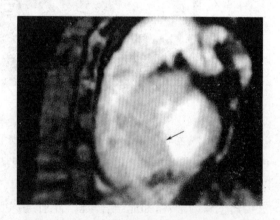

图 8-2-3 肥厚型心肌病（一）

心电门控 SE 序列横轴位心室平面像见左心室前、侧壁及室间隔明显增厚，左心室后壁厚度正常，室间隔厚度与左心室后壁厚度之比为 2.9（→）

图 8-2-4 肥厚型心肌病（二）

GRE 电影成像心室短轴像见室间隔明显肥厚，左心室后壁未增厚，室间隔厚度与左心室后壁厚度之比大于 1.5，符合肥厚型心肌病改变（→）

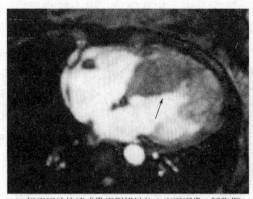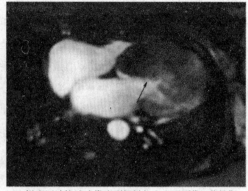

(A) 梯度回波快速成像序列横轴位心室平面像（舒张期）　　(B) 梯度回波快速成像序列横轴位心室平面像（收缩期）

图 8-2-5　肥厚型心肌病（三）

(A) 显示室间隔，左心室前、侧壁心肌明显肥厚，后壁厚度正常，两心室腔容积减少（→）；(B) 显示心肌增厚程度与舒张期相仿，心肌增厚率下降（→）

(3) 伴有血流动力学梗阻者，电影磁共振序列中可见高信号血池衬托下的流出道内低信号喷射血流束，提示左心室流出道狭窄。

（二）特别提示

(1) 此病多见于青少年，无性别差异。

(2) 病理上心肌肥厚，心腔不扩张，多缩小变形。最常累及肌部的室间隔引起非对称性间隔肥厚。可分为梗阻性和非梗阻性两型。

(3) 常有心悸、气短、头痛、头晕等症状，少数病例可发生晕厥，猝死。听诊于胸骨左缘或心尖部可闻及响亮的收缩期杂音。心电图示左心室或双心室肥厚，传导阻滞、ST-T 改变和异常 Q 波等。

(4) 肥厚型心肌病的形态诊断主要依据心电门控自旋回波技术及梯度回波（GRE）电影扫描。

(5) 应注意与高血压心肌肥厚鉴别，后者主要是普遍性较均匀的心肌肥厚，且累及左心室下壁基底段。

第三节　大血管疾病

一、主动脉瘤

主动脉瘤是指局限性或弥散性主动脉扩张，其管径大于正常主动脉 1.5 倍或以上。主动脉瘤发生率相对较低，但死亡率较高。在美国主动脉瘤是第十位最常见的死亡原因。随着我国人口老龄化和环境因素影响，预期主动脉瘤的发病率将呈逐年增多趋势。

（一）临床表现与病理特征

主动脉瘤有多种分类方法，包括按病因、部位和瘤壁组织结构。主动脉瘤按病理解剖和瘤壁的组织结构可分为真性和假性动脉瘤。真性动脉瘤是由于血管壁中层弹力纤维变性、失去原有坚韧性，形成局部薄弱区，在动脉内压力作用下使主动脉壁全层（包括三层组织结构）扩张或局限性向外膨凸形成动脉瘤。假性动脉瘤是指主动脉壁破裂或内膜和中层破裂，造成破裂出血或外膜局限性向外膨突形成动脉瘤。瘤壁由血管周围结缔组织、血栓或血管外膜构成。假性动脉瘤常常形成狭窄的瘤颈。按病因可分为粥样硬化、感染性、创伤性、先天性、大动脉炎性、梅毒性、马方综合征和白塞病等。以粥样硬化性主动脉瘤最常见。主动脉瘤可侵犯主动脉各个部位，按部位可分为胸主动脉瘤、胸腹主动脉瘤和腹主动脉瘤。一般为单发，有时可形成多发性动脉瘤和弥散性瘤样扩张。动脉瘤可呈囊状、梭形和混合型。

主动脉瘤临床表现变化范围较大，也很复杂。轻者临床上可无任何症状和体征，如肾下型腹主动脉瘤多数是偶然发现的。重者发生动脉瘤破裂临床表现非常凶险。其临床表现主要取决于动脉瘤大小、部位、病因、对周围组织器官的压迫和并发症。胸主动脉瘤常见胸背痛，可为持续性和阵发性的隐痛、闷胀痛或酸痛。突发性撕裂或刀割样胸痛，类似于主动脉夹层临床表现，可能为动脉瘤破裂指征，应严加注意。动脉瘤压迫周围组织器官可表现气短、咳嗽、呼吸困难、肺炎和咯血等呼吸道症状，也可表现为声音嘶哑、吞咽困难、呕血和胸壁静脉曲张。胸部体表可呈搏动性膨凸，局部可有收缩期震颤和血管性杂音。如病变累及主动脉瓣，患者可有主动脉瓣关闭不全、左心功能不全等临床表现。腹主动脉瘤如累及髂动脉或有血栓栓塞并发症，可表现下肢动脉缺血改变，包括肢体疼痛、间歇性跛行、坏死等。如累及肾动脉可表现为肾血管性高血压。

任何部位和不同病因所致的主动脉瘤，均有进展、增大的自然发展过程，甚至破裂的严重后果。主动脉瘤体愈大，瘤内张力愈大，破裂可能性也愈大。根据 Bonster 等的报道对胸主动脉瘤 5 年的随访观察：直径 4~5.9cm 者 16% 发生破裂，直径≥6cm 者 31% 发生破裂。另外，主动脉瘤倍增时间缩短或形状改变也是其破裂重要征象。临床出现胸背痛或腹痛、低血压和搏动性肿块三联征，应高度怀疑有动脉瘤破裂，需急诊手术而不一定采取影像学检查。

（二）MRI 表现

影像学检查对主动脉瘤诊断主要包括以下几点：①动脉瘤形态和特征：真性或假性动脉瘤，囊状或梭形和梭囊状动脉瘤；②动脉瘤大小、数量和范围：单发或多发性动脉瘤，局限性或弥散性动脉瘤，动脉瘤直径；③动脉瘤腔、瘤壁和瘤周情况：瘤腔内有无血栓，瘤壁有无破裂、夹层、增厚和钙化等，瘤周有无出血、血肿和周围组织结构压迫；④动脉瘤部位和主要分支血管关系：是胸主动脉瘤、腹主动脉瘤或胸腹主动脉瘤，动脉瘤是否累及头臂动脉、腹腔动脉、肠系膜上动脉、肾动脉和双髂动脉；⑤有无其他并发症：如左心功能不全、主动脉瓣关闭不全、周围动脉瘤、狭窄或闭塞等；⑥动脉瘤的病因：临床表现和影像学特征结合可能得到病因学诊断。

X线平片可显示主动脉瘤的一些基本征象，但对一些小的或特殊部位主动脉瘤诊断有一定限度。多数情况下不用于主动脉瘤定性诊断。X线平片对主动脉瘤与纵隔或主动脉瘤旁占位病变的鉴别诊断有帮助。X线血管造影曾是主动脉瘤诊断的主要方法和"金标准"。它可以明确主动脉瘤部位、大小、形态、动脉瘤与主要分支血管和周围结构关系及相关并发症。但 X线血管造影属有创伤检查，近十余年已经被无创性断层影像（CT 和 MRI）所取代。目前，X线血管造影主要用于主动脉瘤介入治疗前或复杂病变诊断。

　　MR 对主动脉瘤的诊断特征性显示以及病理生理变化评价是非常有效的。传统的 SE 序列可以采用横轴面、矢状面或斜矢状面和冠状面扫描,主动脉瘤呈囊状或梭囊状扩张低信号。矢状面或斜矢状面 SE 图像可以确定胸主动脉瘤部位、范围,并可避免部分容积效应影响。SE 图像也可用于主动脉瘤腔内血栓、瘤壁增厚和瘤周围出血或血肿评价。脂肪抑制 SE 图像可帮助鉴别瘤周围脂肪与瘤壁血肿或粥样硬化增厚,并可精确测量主动脉瘤管径。SE 序列最大缺点是成像时间长和伪影多。高档 MRI 系统可进行快速扫描,这包括 TrueFISP 亮血法、HASTE 黑血法和 3D CE-MRA。快速 MRI 技术主要优点是成像速度快、图像分辨力和对比度高以及伪影少。"亮血"和"黑血"序列可获得 SE 图像同样的信息。3D CE-MRA 可提供 MIP 和 MPR 图像。前者类似于 X 线血管造影,并可显示主动脉瘤形态、范围、动脉瘤与主要分支血管的关系。后者可用多角度连续单平面图像显示主动脉瘤详细特征,这些包括瘤腔形态、瘤腔内血栓、瘤腔与近端和远端主动脉以及受累主要分支血管关系、瘤壁特征、瘤周出血或血肿和瘤周软组织结构(图 8-3-1)。MR 也可以用于主动脉瘤随诊监测,并可根据主动脉瘤大小、形态变化或有无破裂出血;制定手术方案或进行急诊手术。根据文献和我们近十余年经验,MRA 或 3DCE-MRA 结合横断 MR 技术,如 SE、True FISP、HASTE、MRA 原始图像或 MPR 是诊断主动脉瘤的最佳方案。这不仅可以显示主动脉瘤形态、范围和主要分支血管情况,同时也可显示瘤腔、瘤壁和瘤周情况。MR 完全可以取代 X 线血管造影用于主动脉瘤的诊断、外科手术或介入治疗方案制定和术后随访。

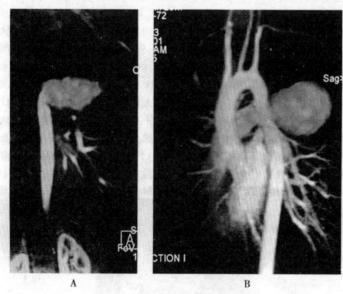

图 8-3-1　胸降主动脉假性动脉瘤

A.3D CE-MRA 的冠状面 MPR 图,巨大囊状动脉瘤突出于主动脉腔外,瘤腔内可见较厚的血栓形成;B.MIP图示胸降主动脉旁可见巨大囊状动脉瘤突出于主动脉腔外,局部主动脉受压、变形

二、主动脉夹层

(一)病理和临床

　　主动脉夹层多由于高血压、动脉硬化、损伤等原因使动脉内膜撕裂,血流通过撕裂口将内

膜分离,导致假腔形成。根据撕裂口位置可将主动脉夹层分为 StanfordA 型(包括 Debakey Ⅰ型和Ⅱ型),破裂口位于升主动脉近端主动脉瓣上方 2~3cm 范围内,终止于无名动脉(Debakey Ⅰ型)或伸展到主动脉弓及降主动脉(DebakeyⅡ型);StanfordB 型(DebakeyⅢ型)破裂口位于降主动脉近端正好在左锁骨下动脉开口远侧,相当于动脉导管韧带部位,可延伸至腹主动脉。

临床上急性发病者表现为突发胸背部刀割样或撕裂样剧痛,普通镇痛药无效,严重时休克但血压不降或反升高,半数于急诊期死于主动脉壁外破裂。慢性者可有反复类似疼痛史或仅有隐痛。1/3 至 1/2 患者无典型疼痛史,呈隐匿发病。

(二)诊断要点

(1)主动脉分为真假双腔,真腔较小,假腔宽大,真腔因血流较快呈无信号区,假腔血流较慢呈等或等高信号。

(2)内膜片为诊断主动脉夹层的直接征象,表现为主动脉腔内的线样或弧线样中等信号结构。

(3)破口表现为内膜片不连续,矢状和冠状位上显示清晰。

(4)假腔内血栓好发于胸降主动脉和胸腹主动脉交界处,呈 T_1WI 等或等高信号,T_2WI 高信号。

(5)主动脉分支受累表现为分支开口于假腔或分支腔内见内膜片。

见图 8-3-2,图 8-3-3。

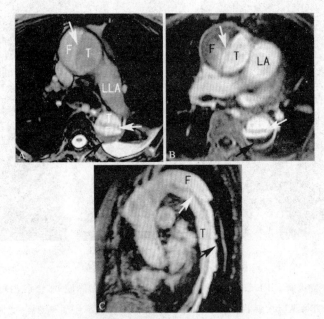

图 8-3-2　主动脉夹层(DebakeyⅠ型)

A、B、C 分别为 T_2WI、CE-MRI 横轴位及矢状位,升、降主动脉均可见真腔(T)、假腔(F)及内膜片(白箭),假腔内壁见新月形及不规则状低信号影,为陈旧性血栓(黑箭),LA 及 LLA 分别为肺动脉主干和左肺动脉

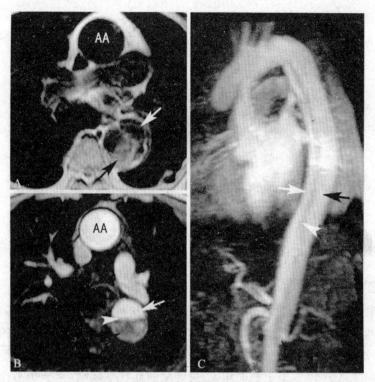

图 8-3-3　主动脉夹层（DebakeyⅢ型）

A.T₂WI,胸主动脉内双层管腔,后方的假腔(黑箭),其内血流慢,呈等信号,而前方的真腔(白箭)为快血流,呈无信号区,升主动脉(AA)正常;B、C.分别为 CE-MRI、CE-MRA,胸主动脉至腹主动脉广泛扩张,腔内细条状等信号(白箭头)系撕裂之内膜片,破口位于弓降部,内膜片前方部分狭小且造影剂浓度高,系真腔(白箭)。后方部分宽大,造影剂浓度低,系假腔(黑箭),左侧肾动脉(黑箭头)开口于假腔

（三）鉴别诊断

依据主动脉双腔征及内膜片内移诊断主动脉夹层并不难,有时假腔内因血流缓慢产生的信号与附壁血栓类似,或假腔若被血栓填塞,内膜片不易被观察到,应与动脉硬化症的广泛附壁血栓鉴别。

（四）特别提示

主动脉夹层是最常见的侵及主动脉的致死急诊疾病,其发生率是破裂性主动脉瘤的两倍,近半数的病例可隐匿发病,故对于有胸背痛病史的中老年患者,应将主动脉夹层作为重要的待排查疾病,以免漏诊而导致严重后果。

此外,采用各种不同扫描体位和不同扫描序列,特别是快速动态扫描序列可以较多地显示主动脉夹层的破裂口、分支受累情况,这对手术治疗有十分重要的意义。

第九章　胸部疾病 MRI 诊断

第一节　肺部疾病

一、中央型肺癌

(一)病理和临床

中央型肺癌起源于主支气管和叶支气管的黏膜上皮,占肺癌总数的 $60\%\sim70\%$,按肿瘤生长方式的不同分为管内型、管壁型、管外型和混合型。病理上,$70\%\sim80\%$ 的中央型肺癌为鳞癌,其次为小细胞癌、大细胞癌、类癌,少数为腺癌。

中央型肺癌多见于 50 岁以上的老年人,最常见的症状是咳嗽(多为刺激性呛咳)、痰中带血、胸痛等,肿瘤阻塞气道后可产生胸闷、气急,若产生阻塞性肺炎则可发热,转移至胸膜后可产生大量胸腔积液导致胸闷、胸痛,转移至其他部位可引起相应的症状。

(二)诊断要点

(1)肺门肿块,T_1WI 呈等或等低信号,T_2WI 呈稍高或高信号。

(2)主、叶支气管狭窄或阻塞,可见阻塞性肺炎及肺不张,其信号与肿瘤本身有差别,故可确定肿块的实际大小。

(3)肿瘤可侵犯纵隔大血管。肿块与纵隔大血管接触面 $>1/2$,其间的高信号脂肪层消失一般可认为血管受侵。

(4)淋巴结转移表现为淋巴结肿大(直径 $>10\text{mm}$),或者淋巴结大小虽正常,但增强像上淋巴结内出现坏死灶;肺内及胸膜下转移性肿块呈 T_1WI 中等信号,T_2WI 高信号,所致胸腔积液呈明显长 T_1、长 T_2 信号影。

(5)增强 MRI,肿块可轻中度强化,但其强化程度一般较阻塞性肺炎及肺不张稍低。见图 9-1-1。

(三)鉴别诊断

中央型肺癌须注意与肺门转移性肿瘤以及淋巴结结核、淋巴瘤、结节病鉴别。

(四)特别提示

不用对比剂增强,就能区分肺门肿块与肺门血管,这是 MRI 优于 CT 之处。但对于体积较小的肿瘤以及肿瘤引起的肺继发改变的显示,MRI 不及 CT。

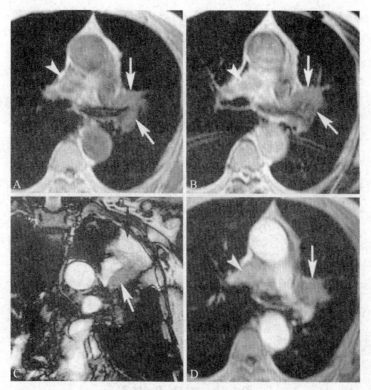

图 9-1-1　左肺中央型肺癌

A.B. 分别为 T_1WI 和 T_2WI，左肺门不规则状肿块（白箭），呈 T_1 等信号、T_2 稍高信号，围绕支气管生长，左上叶支气管阻塞，气管隆突前、上腔静脉后见多枚肿大的淋巴结（白箭头）C. 冠状位 T_2WI，左肺门肿块呈稍高信号（白箭），不张的左上肺呈明显高信号改变（黑箭）；D. 增强 T_1WI，肺门肿块及纵隔淋巴结均轻中度强化

二、周围型肺癌

（一）病理和临床

周围型肺癌是指发生于肺段以下支气管的肺癌，临床症状出现较晚，病理上以腺癌和鳞癌多见。

（二）诊断要点

（1）肿瘤多分布于肺野外带，可见分叶、毛刺或晕征，邻近胸膜可见牵拉。

（2）肿瘤内部可见坏死，增强后肿瘤实质成分明显强化，坏死区域不强化，肿瘤周围可见血管集束征。

（3）肺门及纵隔淋巴结可见肿大，淋巴结转移征象与中央型肺癌一致。

见图 9-1-2。

（三）鉴别诊断

周围型肺癌须注意与肺炎、肺结核瘤、炎性假瘤等鉴别。

（四）特别提示

部分周围型肺癌为磨玻璃密度，边界模糊，此时须密切随访，若肿瘤增大应及时手术。

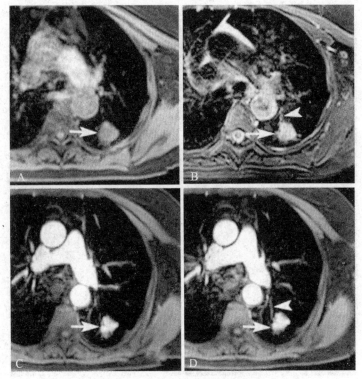

图 9-1-2　左肺周围型肺癌

A.B. 分别为 T_1WI 和 T_2WI,左肺下叶不规则肿块(白箭),T_1 呈等信号、T_2 稍高信号,似见血管与之相通(白箭头);C、D. 增强 T_1WI,左肺下叶肿块呈明显不均匀强化(白箭),可见引流血管(白箭头)

三、肺转移瘤

肺是发生转移性肿瘤的好发部位,其中 $50\%\sim60\%$ 为女性生殖器官和消化系统恶性肿瘤。在恶性肿瘤的尸检中发现肺部转移瘤为 $20\%\sim45\%$,有 15% 的恶性肿瘤肺部是唯一的转移部位。转移途径有直接蔓延或浸润、血行转移、淋巴转移、气管或支气管内转移,亦可为混合性转移,以血行转移为多见。一般为多发,以两肺中、下野的边缘部分为多见。

MRI 表现

一般肺部转移灶 CT 均可显示,为首选检查方法,MR 检查为辅助方法。但是,当转移到肺野内带小结节灶 CT 上难以与血管断面区分时,MR 对诊断有帮助。肺转移瘤在 MR 上表现多种多样,常见的有结节型、肿块型、肺炎型、淋巴管炎型及粟粒播散型等。

1.结节型

结节灶大小不一,单发或多发,圆形,边缘光整,两肺中、下野边缘部或胸膜下多见,可发生坏死、钙化或空洞,T_2WI 上显示病灶境界和范围较 T_1WI 清晰。

2.肿块型

常为孤立性病灶,边缘多光整,信号尚均匀,较大的病灶可有分叶。

3.淋巴管炎型

多呈网格状影,细条状网格在 T_2WI 上呈较高信号。常伴肺门和纵隔淋巴结肿大。

4.肺炎型

多局限于一个肺叶或肺段,呈肺炎样浸润,边缘模糊,以下肺野多见,多呈长 T_1、长 T_2 信号。

5.粟粒播散型

呈细小粟粒样结节,直径 2～4mm,两肺中、下野较多,多见于富血管性肿瘤转移,如肾癌、甲状腺癌等。

6.某些肺部转移瘤具有一定的特点

如钙化的转移瘤常见于成骨性骨肉瘤和软骨肉瘤;粟粒性结节灶多见于甲状腺癌;炎症样浸润可见于肾透明细胞癌;头颈部恶性肿瘤常出现转移性空洞;卵巢癌或乳腺癌常发生胸腔积液等。

7.鉴别诊断

(1)肺泡细胞癌:为多发结节,边缘模糊,病灶大小不一,两肺中、下野内带及中带多见,痰中能找到癌细胞。转移瘤常有原发病灶,且以两肺中、下野边缘部为主。

(2)急性或亚急性血行播散型肺结核:前者为两肺弥漫分布粟粒样、大小一致的结节,后者系结核杆菌少量多次侵入血液,故病灶大小不一,分布不均,结合临床病史不难鉴别。

第二节　纵隔疾病

一、胸内甲状腺肿瘤

(一)病理和临床

胸内甲状腺肿瘤占纵隔肿瘤的 5％～11％,为胸内甲状腺发生的肿瘤或颈部甲状腺肿瘤向胸廓内生长所致,并非异位甲状腺肿瘤。病理以胸内甲状腺肿、胸内甲状腺腺瘤多见,病变呈结节状,表面光整或有浅分叶,有完整包膜,与周围组织分界清,可伴有囊变、出血或纤维化。

本病以成年女性多见,临床通常以发现颈根部包块就诊,瘤体较大者可伴有咳嗽、呼吸困难、吞咽困难或声嘶等肿瘤压迫症状,少数患者可合并甲状腺功能亢进症。

(二)诊断要点

(1)肿块位于胸廓入口,与颈部甲状腺相连,绝大多数位于气管前方,部分位于气管旁,少数位于气管后方食管前方。

(2)良性病变多呈卵圆形或多结节形,境界清;恶性病变呈浸润性生长,结节相互融合,与周围组织分界不清,脂肪间隙消失;纵隔大血管及气管可受压移位。

(3)肿块呈稍长 T_1、长 T_2 信号,若瘤内含蛋白成分较多则呈短 T_1 信号。若伴有坏死、囊变或出血,信号可不均匀。囊变区呈长 T_1、长 T_2 信号,亚急性出血呈短 T_1 信号,钙化呈低信号。

(4)增强扫描,肿瘤呈轻至中度强化,囊变出血区无强化。

见图 9-2-1。

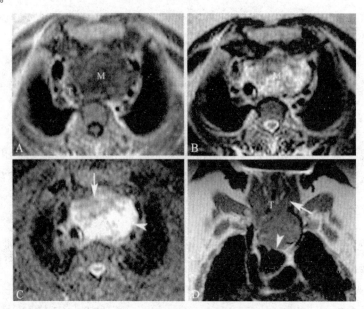

图 9-2-1　胸内甲状腺腺瘤

A.T₁WI,上纵隔肿块(M)位于气管(T)左前方,呈等信号,气管受压移位;B.T₂WI,肿瘤呈不均匀高信号;C.脂肪抑制 T₂WI,肿瘤实性部分呈高信号(白箭),囊变部分呈极高信号(白箭头);D.冠状位 T₁WI,显示肿瘤与颈部甲状腺的连接部(白箭),肿瘤和周围组织间存在脂肪间隙(白箭头)

(三)鉴别诊断

须与颈部其他肿瘤向胸内生长或胸内肿瘤向颈部生长侵犯甲状腺鉴别。胸内甲状腺肿、腺瘤与腺癌之间的鉴别有时较为困难,包膜的不完整、周围脂肪或结构受侵犯、周围淋巴结肿大等可提供帮助。

(四)特别提示

本病 MRI 信号无特征性,发现或明确肿块与颈部甲状腺相连,是诊断本病的关键;少数病例胸内肿块与甲状腺之间仅由血管或纤维索相连接,因此疑诊胸内甲状腺肿瘤时应扩大扫描至颈部,以明确甲状腺和胸内肿块的关系。

二、胸腺瘤

(一)病理和临床

胸腺瘤多位于前上纵隔,少数可发生于后纵隔或纵隔外。病理上分上皮细胞型(45%)、淋巴细胞型(25%)和混合型(30%)三类。常用的 Bergh 分期法将胸腺瘤分为三期:Ⅰ期多为良性,包膜内生长,包膜完整,呈椭圆形阴影或分叶状,边缘界限清楚;Ⅱ期常视为有潜在恶性,包膜周生长至脂肪,易浸润附近组织器官;Ⅲ期胸腺瘤在大体和镜下均见包膜浸润,可转移,术后易复发,亦称为侵袭性胸腺瘤(占胸腺瘤的 10%～15%)。

胸腺瘤以 40～50 岁最常见,20 岁以下者很少见。约 1/3 的患者由于肿块压迫或侵犯周围结构可产生胸痛、胸闷、咳嗽、气短等症状。近半数的胸腺瘤合并重症肌无力,而重症肌无力的患者中约有 15％有胸腺瘤。少数胸腺瘤患者还可伴发单纯红细胞性再障、低丙种球蛋白血症等。

（二）诊断要点

（1）90％位于前中上纵隔，呈不对称生长，偏向纵隔的一侧。

（2）瘤体多呈卵圆形、圆形或分叶状，通常境界清楚，大小不一，小的仅 1～2cm，大的可达 10cm 以上。

（3）肿瘤较小时，MRI 信号均匀，多呈中等信号，肿瘤较大时信号可不均匀，常伴有囊变，少数有斑片钙化。

（4）增强 MRI，实性部分明显强化，坏死囊变区域无强化。

（5）恶性或侵袭性胸腺瘤可在纵隔内扩散，瘤体分叶加深，外形不规则，浸润周围器官组织并包绕血管，甚至侵入肺内，伴有胸水或胸膜结节，肿瘤短期明显增大。极少远处转移。

见图 9-2-2。

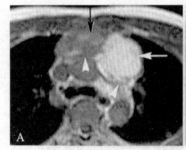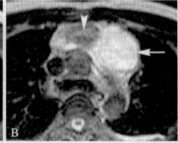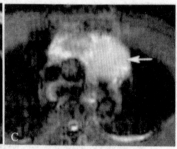

图 9-2-2　侵袭性胸腺瘤

A.T_1WI，前上纵隔不规则状肿块，实质部分（黑箭）呈等信号，囊变部分呈高信号（白箭）。肿瘤与主动脉和周围其他结构间的脂肪部分模糊消失（白箭头），提示肿瘤侵犯；B.T_2WI，实质部分呈稍高信号（白箭头）；囊变部分为高信号（白箭）；C.脂肪抑制 T_2WI，白箭所示呈高信号，提示该处为囊变，而非脂肪成分

（三）鉴别诊断

主要须与胸腺增生及前中上纵隔其他肿瘤鉴别。胸腺增生呈双侧弥散性增大，信号均匀，并维持正常形态，与纵隔轮廓保持一致，激素治疗试验有效。本病与含脂肪成分极少的实性畸胎瘤鉴别有难度。

（四）特别提示

体积小的胸腺瘤与未脂肪化的正常胸腺类似，应熟悉各年龄段正常胸腺的形态、大小和信号。20 岁以下者正常胸腺侧缘常隆起，不要误认为肿瘤存在，20～30 岁年龄组胸腺处于退化过程中，如轮廓隆起，应疑有肿瘤可能。对 40 岁以下年龄组由于胸腺尚未完全被脂肪组织替代，胸腺瘤在常规序列上可能难以显示，应行脂肪抑制序列和增强扫描，以防漏诊。

三、恶性淋巴瘤

恶性淋巴瘤（ML）系淋巴网状系统的恶性增生。分霍奇金病（HD）和非霍奇金淋巴瘤（NHL）两大类。胸内淋巴瘤往往是全身淋巴瘤的一部分，以 HD 多见，占 2/3，NHL 占 1/3。恶性淋巴瘤占纵隔肿瘤的 17％。HD 的发病年龄以 20～30 岁和 60～80 岁多见。NHL 主要见于青少年,其次为老年人。影像学检查不能区分其组织学性质。

MRI 表现

1.部位

恶性淋巴瘤早期为肺门、气管旁等中上纵隔淋巴结肿大,无融合;晚期融合成巨块状,边缘清楚。常表现为两侧纵隔或肺门区对称性肿块影,很少单独侵犯肺门淋巴结和后纵隔淋巴结。

2.信号

T_1WI 上病灶稍低信号,其信号强度与肌肉接近,但高于肺门区流空的大血管,在高信号纵隔脂肪组织衬托下易显示。T_2WI 呈较高信号,信号强度稍低于纵隔脂肪组织,与流空低信号大血管有较大的信号差异。淋巴瘤可液化坏死,尤其放疗后,坏死区相对于非坏死实质区呈 T_1WI 上更低信号、T_2WI 上更高信号。对比增强后实质部分呈中等度强化 WB-DWI 上受累淋巴结呈低信号,可检测到全身受累淋巴结,有利于淋巴瘤的临床分期和化疗疗效的评价。

3.周围组织受压性表现

压迫上腔静脉引起上腔静脉变形或闭塞(图 9-2-3),气管受压移位、变扁。

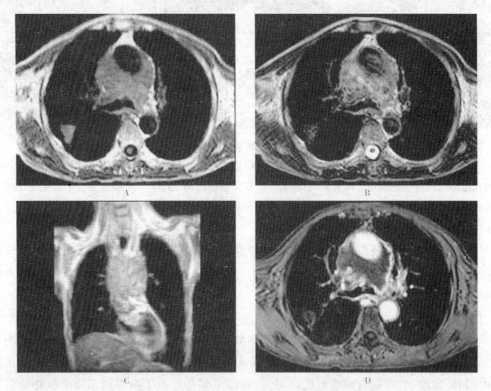

图 9-2-3　恶性淋巴瘤

4.外侵表现

(1)侵犯肺组织:可通过血行转移在肺内形成多发结节,也可直接侵犯肺组织形成肿块。

(2)侵犯胸膜和心包:可形成胸腔积液和心包积液。

(3)侵犯胸骨和肋骨:可引起骨质破坏。

5.鉴别诊断

(1)淋巴结核:多见于儿童,常位于气管、支气管旁,多数有钙化。

(2)结节病:肺门淋巴结肿大常呈两侧对称性分布,且与纵隔分界清楚。

(3)转移瘤:多有原发肿瘤病史,两侧纵隔多不对称,转移淋巴结中心坏死常见。

第三节　乳腺疾病

一、急性乳腺炎

(一)MRI 表现

(1)乳房腺体信号不均匀,边缘模糊不清,T$_1$WI 可见片状低信号,T$_2$WI 可见高信号,形态不规则,腺体结构紊乱,纤维组织及血管局限性扭曲,皮下脂肪间隙内可见网格影,受累皮肤可见水肿、增厚;增强扫描可见腺体呈不均匀轻、中度强化,常见延迟强化。

(2)乳房内脓肿形成时,腺体内可见单发或多发类圆形病变,边缘模糊或清楚,脓肿壁规则或不规则,在 T$_2$WI 为高信号,T$_1$WI 为等信号或稍高信号,病变中心坏死部分为长 T$_1$、长 T$_2$信号;病变周围腺体内可见水肿区,呈片状或围绕脓肿壁的晕环,T$_1$WI 信号低于脓肿壁,T$_2$WI 信号高于脓肿壁,边缘模糊不清;增强扫描,脓肿壁可见环形强化,厚度可一致或不均匀,可见延迟强化,多数脓肿内部可见均匀强化的较为完整的分隔。脓肿中心坏死及周围水肿区域始终无强化。

(3)有时在腋下可见增大的淋巴结,表现为多发结节影,增强后亦可见强化(图 9-3-1~图9-3-3)。

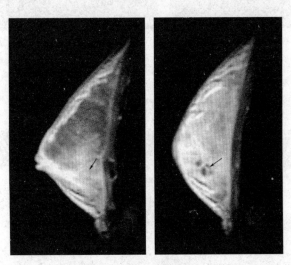

图 9-3-1　右侧急性乳腺炎(一)

可见腺体强化不均匀,外下象限可见多个小结节状囊性低信号影(→),考虑小脓肿形成,局部皮肤受累增厚,亦见强化

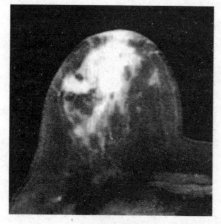

(A) T₁WI 横断面

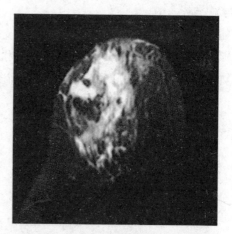

(B) T₂WI 横断面

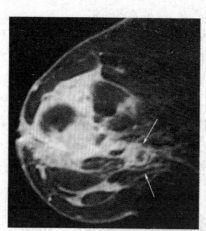

(C) 矢状面增强

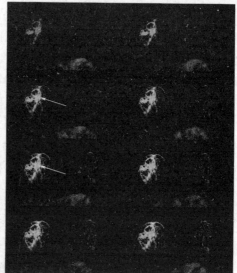

(D) 多期动态增强数字减影成像

图 9-3-2　右侧急性乳腺炎(二)

(A)、(B)、(C)示右乳外侧象限腺体层次欠清晰,边缘模糊,呈片状等 T₁、长 T₂ 信号,增强后局部腺体明显强化,内见多发环形强化小结节影(→),考虑为小脓肿形成

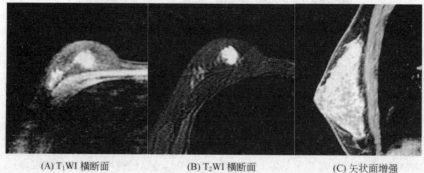

(A) T₁WI 横断面　　　　　　(B) T₂WI 横断面　　　　　　(C) 矢状面增强

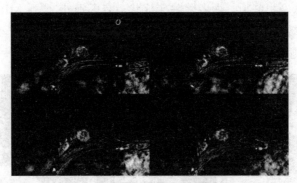

(D) 多期动态增强数字减影成像

图 9-3-3　右侧急性乳腺炎（三）

（A）～（D）示右乳房上象限等 T_1、长 T_2 信号小结节影，信号稍不均匀，增强后可见明显环形强化小脓肿壁

（二）特别提示

（1）急性乳腺炎常可有典型的临床症状，表现为乳腺肿胀、疼痛，局部皮肤发红、发热，可有触痛及跳痛，伴有脓肿形成时可触及肿块，质硬或软，活动度差，严重时可有高热、寒战等全身症状，急性乳腺炎经抗生素治疗症状可明显好转，常可根据典型临床症状做出初步判断。

（2）超声检查可以作为急性乳腺炎的一个简单易行的检查手段，表现为腺体明显增厚，回声减低，边界不规整；有脓肿形成时，可以见到一个或多个类圆形液性暗区。此外，超声还可用于脓肿的穿刺引导。

二、乳腺增生

（一）MRI 表现

（1）以腺小叶增生为主时，T_1WI 信号与正常腺体相似，而 T_2WI 表现为乳房内片状或团块状高信号影，呈局限性或弥散性分布，边缘模糊不清，内部信号欠均匀，增强后中等强度弥散性结节状强化，呈缓慢渐进性强化，增生程度越重，强化越快、越明显。

（2）以乳导管增生为主时，尤其是小乳管高度扩张形成囊肿时，表现为多发大小不等类圆形病变，内部信号均匀，呈长 T_1、长 T_2 信号，界限清楚，部分囊肿因内含蛋白成分而 T_1WI 信号增高；增强后囊肿不强化，有些囊肿可见囊壁强化（图 9-3-4、图 9-3-5）。

（二）特别提示

（1）乳腺增生为女性乳房的常见疾病，多发生于 30～40 岁女性，可为单侧或双侧，双乳增生多见。表现为乳房胀痛和乳房可触及多发结节，症状常与月经周期有关，月经前明显，经后减轻，部分患者的症状与其情绪状态相关。

（2）钼靶 X 线摄片检查是乳腺增生最常用的检查方法之一，表现为腺体致密，呈局限性或弥散性，边缘模糊不清，也可见腺体内囊肿形成，表现为类圆形稍高密度影。除 X 线摄片检查外，乳房超声也是一种常用的检查手段，表现为腺体增厚，结构紊乱，内部回声不均匀，有时可见类圆形低回声区域，为乳管囊性扩张或囊肿形成。

（3）局限性乳腺增生，常表现为局部腺体密度增高，边缘模糊不清，有时可伴有局部腺体结构紊乱,此时需与乳腺癌相鉴别。两者除临床症状上有区别外,增强 MRI 检查有助于鉴别,乳腺增生时病变常呈现缓慢渐进性强化,即在增强晚期,病变强化程度依然有递增趋势,而乳腺癌常表现为病变的快速强化,继而迅速廓清。

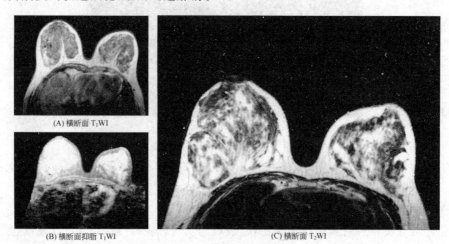

(A) 横断面 T$_1$WI

(B) 横断面抑脂 T$_1$WI

(C) 横断面 T$_2$WI

图 9-3-4　双侧乳腺增生(一)

48 岁女性,横断面 T$_1$WI、横断面抑脂 T$_1$WI 示双侧乳腺混合型,可见斑块状等信号腺体影,腺体信号稍不均匀,抑脂序列上可见腺体结构致密,层次欠清;横断面 T$_2$WI 可见双侧乳腺 T$_2$ 信号增高,信号不均匀,可见片状及斑块状 T$_2$ 高信号影,边缘模糊不清

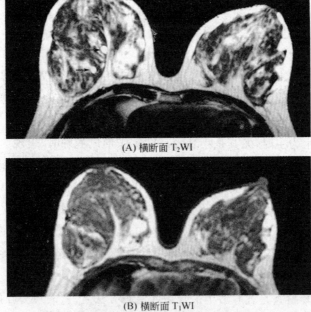

(A) 横断面 T$_2$WI

(B) 横断面 T$_1$WI

图 9-3-5　双侧乳腺增生(二)

腺体信号不均匀,可见片状模糊 T$_2$ 高信号影,(A)示右乳后方腺体内可见多个小圆形 T$_2$ 高信号影,边缘光滑,界限清楚,为增生扩张小导管影,局部小囊肿形成(→);(B)未见确切显示

三、乳房纤维腺瘤

（一）MRI 表现

（1）腺体内可见圆形或椭圆形肿块影，单发或多发，可呈分叶状，边缘光滑，界限清楚或略模糊，可有完整包膜，T_1WI 呈等信号或低信号，而 T_2WI 信号强度与病变内部成分相关：若肿瘤内纤维成分较多，则表现为低信号；若细胞成分较多，则表现为高信号，但无论是哪种成分，病变的信号强度均较均一。病变内的钙化均表现为低信号。

（2）在致密型乳房内，纤维腺瘤常与腺体实质信号相近，常应用增强扫描，此时纤维腺瘤表现为缓慢均匀强化，强化从病变中心开始，逐渐向周围蔓延。

（二）特别提示

（1）乳房纤维腺瘤是乳房内常见的良性肿瘤，无自觉症状，多偶然触及发现，质地较韧，活动度良好，常无触痛，可单发或多发。

（2）组织学上，乳房纤维腺瘤是由乳房纤维组织和腺管两种成分增生所形成的肿瘤，两种组织成分的比例可以不同，以纤维组织为主要成分者，可称为纤维腺瘤；而以腺管增生为主者，可称为腺纤维瘤，正是由于腺体内的成分不同，使病变在 MRI 上表现不一。一般来说年轻女性纤维腺瘤内细胞及腺管结构较多，而老年女性纤维腺瘤以纤维组织为主。

（3）乳房纤维腺瘤常需与乳腺癌相鉴别。乳房纤维腺瘤常发生于年轻女性，边缘光滑、锐利，查体可触及肿块，活动性良好；而乳腺癌多发生于中老年女性，常呈浸润性向周围组织侵犯，因此表现为高密度肿块，边缘毛糙，可见毛刺影或呈蟹足样向周围组织延伸，查体可扪及肿块，质硬，活动度差，有时可见皮肤凹陷及乳头牵拉等改变；增强 MRI 检查，乳房纤维腺瘤强化均匀、缓慢，而乳腺癌则表现为快速明显强化及迅速廓清，强化由边缘向中心进行，可不均匀。

四、乳腺癌

（一）临床表现与病理特征

乳腺癌好发于绝经期前后的 40～60 岁妇女，临床症状常为乳房肿块、伴或不伴疼痛，也可有乳头回缩、乳头溢血等。肿瘤广泛浸润时可出现整个乳腺质地坚硬、固定，腋窝及锁骨上触及肿大淋巴结。

乳腺癌常见的病理类型包括非特殊型浸润性导管癌和导管原位癌等。病理上根据腺管形成、细胞核大小、形状及染色质是否规则，以及染色质增多及核分裂象情况，将浸润性导管癌分成Ⅰ、Ⅱ、Ⅲ级。

（二）MRI 表现

乳腺癌在 MRI 平扫 T_1WI 上表现为低信号，当其周围由高信号脂肪组织围绕时，则轮廓清楚；若病变周围为与之信号强度类似的腺体组织，则轮廓不清楚。肿块边缘多不规则，可见毛刺或呈蟹足状改变。在 T_2WI 上，其信号通常不均且信号强度取决于肿瘤内部成分，成胶原纤维所占比例越大则信号强度越低，细胞和水含量高则信号强度亦高。MRI 对病变内钙化的显示不直观，特别是当钙化较小且数目较少时。

增强 MRI 检查是乳腺癌诊断及鉴别诊断必不可少的步骤，不仅使病灶显示较平扫更为清楚，且不发现平扫上未能检出的肿瘤。动态增强 MRI 检查，乳腺癌边缘多不规则呈蟹足状，信号强度趋于快速明显增高且快速减低即时间-信号强度曲线呈流出型，强化方式多由边缘强化向中心渗透呈向心样强化趋势。

实际上 MRI 对比剂 Gd-DTPA 对乳腺肿瘤并无生物学特异性，其强化方式并不取决于良、恶性，而与微血管的数量及分布有关，因此，良、恶性病变在强化表现上亦存在一定的重叠，某些良性病变可表现为类似恶性肿瘤的强化方式，反之亦然。MRI 表现类似于恶性的良性病变常包括：①少数纤维腺瘤，特别是发生在年轻妇女的细胞及水分含量多的黏液性及腺性纤维腺瘤；②少数乳腺增生性病变，特别是严重的乳腺增生性病变的强化表现可类似乳腺恶性病变；③乳腺炎症；④手术后时间小于 6 个月或放疗后时间小于 9 个月的新鲜瘢痕组织，由于炎症和术后反应，强化 MRI 表现可类似于乳腺癌；⑤新鲜的脂肪坏死；⑥部分导管乳头状瘤。MRI 表现类似于良性的恶性病变包括：①部分以纤维成分为主的小叶癌及导管癌；②部分缺乏血供的恶性病变；③导管内及小叶内原位癌等。因此，对于强化表现存在一定重叠的少数不典型的乳腺良、恶性病变的 MRI 诊断须结合其相应形态学表现以及 DWI 和 MRS 进行综合分析，以提高对乳腺病变诊断的特异性。

乳腺癌通常在 DWI 上呈高信号，ADC 值降低，而乳腺良性病变 ADC 值较高，良、恶性病变的 ADC 值差异具有统计学意义，根据病变 ADC 值鉴别乳腺肿瘤良、恶性具有较高的特异性。值得注意的是，部分乳腺病变于 DWI 上呈高信号，但所测得的 ADC 值较高，因此要考虑到在 DWI 上部分病变呈高信号为 T_2 透射效应所致，而并非扩散能力降低。在 ^{1}H-MRS 上乳腺癌在 3.2ppm 处可出现胆碱峰，但目前 ^{1}H-MRS 成像技术仍受到诸多因素的制约和影响（如磁场均匀度和病变大小等）。

MRI 对导管原位癌的检测敏感性低于浸润性癌，仅 50％的原位癌具恶性病变典型的快速明显、不规则灶性强化表现（图 9-3-6），另一部分则呈不典型的延迟缓慢强化表现。对乳腺良、恶性病变的诊断标准通常包括两方面，一方面依据病变形态学表现，另一方面依据病变动态增强后血流动力学表现特征，而对于非浸润性的 DCIS 而言，由于其发生部位、少血供、多发生钙化等特点，形态学评价的权重往往大于动态增强后血流动力学表现，如形态学表现为沿导管走行方向不连续的点、线状或段性强化，并伴有周围结构紊乱，即使动态增强曲线类型不呈恶性特征亦应考虑恶性可能。

另外，特殊类型的浸润性癌如乳腺黏液腺癌，影像表现不同于乳腺最常见的非特殊型浸润性导管癌，颇具特殊性。黏液腺癌在 MRI 平扫 T_1WI 呈低信号，T_2WI 呈高或明显高信号，其形态学表现多无典型乳腺癌的毛刺及浸润征象。在动态增强 MRI 检查，黏液腺癌于动态增强早期时相多表现为边缘明显强化，而肿块内部结构呈渐进性强化，强化方式呈由边缘环状强化向中心渗透趋势，当测量感兴趣区放置于整个肿块时，时间-信号强度曲线多呈渐增型；部分黏液腺癌也可表现为不十分均匀的渐进性强化或轻微强化，对于表现为轻微强化的黏液腺癌，可因肿瘤周围腺体组织延迟强化，病变反而显示不如平扫 T_2WI 和 DWI 明显。在 DWI 上，黏液腺癌呈明显高信号，但 ADC 值不减低，反而较高，明显高于其他常见病理类型乳腺癌的 ADC 值，甚至高于正常腺体的 ADC 值。乳腺黏液腺癌在 T_2WI 上明显高信号以及在 DWI 上较高的 ADC 值与其本身特殊的病理组织成分有关。

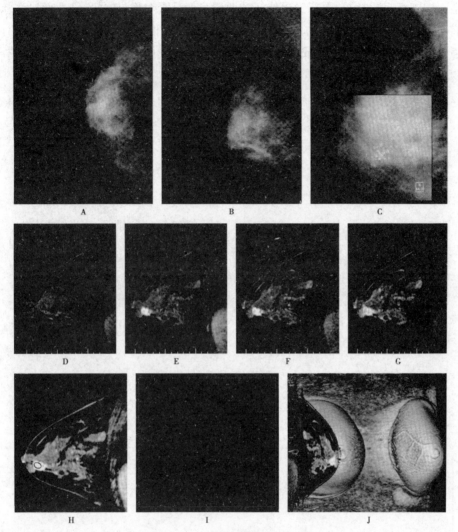

图 9-3-6 （右乳腺）导管原位癌

41 岁，女性。A.右乳 X 线头尾位片；B.右乳 X 线内外斜位片；C.右乳病变局部放大片，显示右乳晕后方局限性多发细小钙化，成簇分布；D.MRI 脂肪抑制平扫 T_1WI；E、F、G.动态增强后 1、2、8 分钟 T_1WI；H.动态增强后肿物兴趣区测量；I.病变区时间-信号强度曲线图；J.VR 重组图，右乳晕后下方见不规则异常强化肿物，动态增强后时间-信号强度曲线呈流出型

（三）鉴别诊断

（1）影像学上表现为肿块型乳腺癌需与纤维腺瘤鉴别。形态学上，纤维腺瘤表现为类圆形肿块，边缘光滑、锐利，有时可见粗颗粒状钙化；特征性 MRI 表现是肿瘤在 T_2WI 可见低信号分隔；MRI 动态增强检查时，大多数纤维腺瘤呈渐进性强化，时间-信号强度曲线呈渐增型，强化方式有由中心向外围扩散的离心样强化趋势；ADC 值无明显减低。少数纤维腺瘤（如黏液性及腺性纤维腺瘤）可快速显著强化，其强化类型与乳腺癌不易鉴别，诊断需结合病变形态表现，必要时结合 DWI 和 MRS 检查。

（2）影像学上表现为非肿块型乳腺癌，需与乳腺增生性病变，特别是增生程度明显的良性病变鉴别。应观察强化分布、内部强化特征和两侧病变是否对称，如呈导管性或段性强化常提示恶性病变，尤其是 DCIS；区域性、多发区域性或弥散性强化多提示良性增生性改变；多发的斑点状强化常提示正常乳腺实质或纤维囊性改变；而双侧乳腺对称性强化多提示良性。

第十章 腹部疾病 MRI 诊断

第一节 肝脏疾病

一、肝囊肿

（一）临床表现与病理特征

肝囊肿是常见的疾病，分为单房（95％）和多房。肝囊肿的发病机制尚不清楚，有先天性和后天性假说。病理上肝囊肿内壁衬以单层立方柱状上皮，被覆上皮依附于潜在的纤维间质。

（二）MRI 表现

磁共振成像时，囊肿在 T_1WI 上呈低信号，在 T_2WI 上呈高信号，并且在长回波时间（大于 120 毫秒）的 T_2WI 仍保持高信号强度。在钆对比剂增强扫描时，囊肿不强化。延迟增强扫描（超过 5 分钟）有助于鉴别诊断囊肿与乏血供逐渐增强的转移瘤（图 10-1-1）。

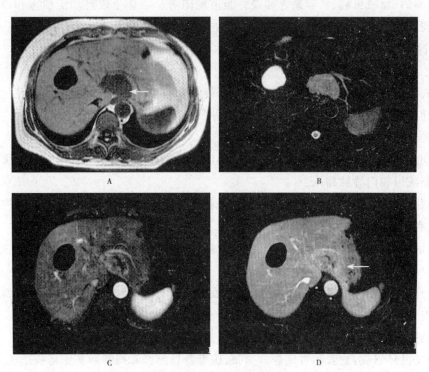

图 10-1-1 典型的肝囊肿

A.轴面 T_1WI,肝右叶圆形低信号,边缘锐利,第二个病灶(箭)在肝左叶外侧段主动脉前方,为稍低信号的转移瘤;B.轴面脂肪抑制 $FSET_2WI$,囊肿呈高信号且边缘锐利,左叶转移瘤为稍高信号;C.T_1WI 薄层(4mm)动态增强扫描动脉期,肝囊肿未见强化,边缘锐利。左叶转移瘤呈现厚薄不均的环状强化;D.延迟期显示肝囊肿仍无强化,转移瘤呈现不均匀强化(箭),容易鉴别

在钆对比剂增强 MRI 诊断囊肿优于 CT 图像,囊肿几乎没有 MR 信号,而囊肿在增强 CT 图像呈低密度。单脉冲屏气 T_2WI(如单次激发 FES 序列)显示囊肿非常有效。在病灶比较小,且已知患者患有原发恶性肿瘤时肝脏 MRI 检查价值更大,可鉴别囊肿、转移瘤与原发肿瘤。出血性囊肿或含蛋白质囊肿可能在 T_1WI 呈高信号,T_2WI 呈低信号,但增强扫描表现与单纯囊肿相同。否则应被视为复杂囊肿或囊性恶性肿瘤。

(三)鉴别诊断

(1)MRI 有较高的软组织分辨率和独特的成像技术,容易鉴别囊肿、转移瘤与原发肿瘤。有些囊性病变(如出血性囊肿或含蛋白质囊肿)可能在 T_1WI 呈高信号,T_2WI 呈低信号,但增强扫描表现与单纯囊肿相同,鉴别诊断不难。

(2)当囊肿的 T_2WI 信号和增强扫描信号不典型时,应考虑复杂囊肿或囊性恶性肿瘤可能,囊壁无强化是单纯囊肿的特点。

二、肝硬化和肝硬化结节

肝硬化是一种以肝细胞变性、坏死、再生、纤维组织增生、肝结构和血管循环体系改建为特征的常见的慢性肝病。发病高峰年龄为 35~48 岁,男女之比为 8:1~3.6:1。主要病因为病毒性肝炎、酗酒、血吸虫病、营养缺乏和慢性胆道梗阻等。临床上以肝功能损害和门静脉高压为主要表现,晚期常有消化道出血、肝性脑病、继发感染和癌变等。

(一)诊断要点

1.病史

既往有乙型肝炎、酗酒等病史,血吸虫性肝硬化者有疫水接触史,胆源性肝硬化者有长期胆管阻塞性胆管炎病史,在我国病毒性肝炎是导致肝硬化最常见的原因。

2.症状和体征

代偿期症状较轻,多无特异性。出现较早且突出的症状有乏力和食欲减退。失代偿期主要为肝功能减退和门静脉高压。

(1)消化道症状:主要有纳差、厌食、腹胀、恶心和呕吐等,与门静脉高压引起的胃肠道淤血、水肿及腹腔积液等有关。

(2)出血倾向:如鼻出血、齿龈出血、皮肤紫癜、消化道出血等,主要是因肝脏合成凝血因子减少所致。

(3)内分泌功能紊乱:主要是雌激素增多,临床表现有肝掌、蜘蛛痣和皮肤色素沉着等。男性还可表现为性欲减退、毛发脱落及乳房发育,女性有月经失调和不孕。

(4)脾脏肿大和脾脏功能亢进:是因为门脉高压引起的淤血性脾肿大。

(5)侧支循环形成:食管和胃底静脉曲张、腹壁静脉怒张和痔静脉扩张痔核形成。

(6)腹腔积液:为肝硬化最突出的临床表现,静脉回流受阻引起,失代偿期患者 75% 以上

有腹腔积液。

(7)其他:消瘦、乏力、肝病面容,可有不规则低热、夜盲、水肿和黄疸。触诊肝脏质地较硬,晚期肝表面可触及结节。

3.并发症

(1)上消化道出血:多为呕血,因食管胃底静脉曲张破裂所致。

(2)肝性脑病:肝功能损害致氨代谢障碍,血氨升高,氨基酸失衡,侧支循环建立,导致氨中毒所产生的精神及神经系统症状。

(3)感染:多数为肠道菌群引起,大肠杆菌是主要致病原,常见自发性细菌性腹膜炎、尿道感染、呼吸道感染、胆道感染、胃肠道感染、败血症等。

(4)肝肾综合征:仅因肝脏病变所引起的急性肾衰竭。

(5)肝癌:30%～50%的肝硬化患者并发肝癌。

(6)水、电解质紊乱。

4.实验室检查

(1)血常规:白细胞(WBC)、红细胞(RBC)、血小板(PLT)计数、血红蛋白(Hb)含量、红细胞比容(HCT)下降,平均红细胞体积(MCV)、红细胞体积分布宽度(RDW)、血小板体积分布宽度(PDW)升高。

(2)肝功能检查:

①总胆红素(TBIL)升高,$>17.1\mu mol/L$。

②转氨酶(ALT)$>40U/L(37℃)$。

③血清白蛋白(ALB)$<35g/L$,球蛋白(GLB)$>30g/L$,A/G 比值倒置。

④凝血酶原时间(PT)延长,注射维生素 K 后不能纠正。

⑤血清Ⅲ型前胶原肽(PⅢP)$>3.37\mu g/L$(RIA 法),透明质酸(HA)$>77\mu mol/L$。

(3)腹腔积液检查:一般为漏出液,如并发自发性腹膜炎,则腹腔积液比重介于渗出液与漏出液之间,WBC 增多,常在 $500\times10^6/L$ 以上。

5.超声检查

(1)肝内致密光点增强,分布不均。

(2)肝包膜回声增强、增粗,边缘凹凸不平。

(3)脾脏肿大,腹腔探及无回声区提示腹腔积液。

6.上消化道造影(GI)

(1)食管静脉曲张:表现为食管下段黏膜增粗,呈虫蚀样、串珠状或蚯蚓状充盈缺损。

(2)胃底静脉曲张:表现为胃底结节状或菊花状充盈缺损。

7.内镜检查

可观察静脉曲张的部位和程度,判断出血部位和原因,并可进行止血治疗。

8.肝穿刺活检

有假小叶形成可确诊肝硬化。

9.CT 表现

(1)早期肝脏体积正常或稍增大,中晚期肝脏体积缩小,各叶比例失调,肝右叶缩小,尾状叶和左叶外侧段相对增大。

(2)肝脏表面凹凸不平,肝裂增宽。

(3)早期肝硬化肝实质密度均匀,中晚期肝脏密度不均匀,为高低密度相间的稍高密度结节样增生和不同程度的低密度脂肪浸润改变。

(4)增强扫描时再生结节多为等密度,少数延迟可呈高密度或低密度。

(5)血吸虫性肝硬化多伴有线条状钙化;胆源性肝硬化可见胆管结石、肝内外胆管感染征象。

(6)继发改变如门静脉增宽、脾脏肿大、腹腔积液等表现。

(二)MRI 表现

1.MRI 平扫

(1)形态改变:①肝硬化早期或伴有脂肪肝时肝脏体积可以增大。②大多数情况下肝脏因纤维瘢痕收缩而变小,肝脏外形不规则,呈波浪状或驼峰样改变,有时可类似于肿瘤。③肝叶比例失常,常见的是尾状叶和左叶外侧段代偿性增大而右叶萎缩,通常右前叶的萎缩比右后叶更加明显,导致肝脏前缘变平坦。④肝裂增宽,其内可见到间位结肠和胆囊。

(2)信号改变:①肝硬化时肝脏信号强度可以均匀或不均匀。肝硬化伴有肝炎或脂肪沉积时肝内信号不均匀,在 T_1WI 上表现为斑片状的高信号区。另外肝硬化时可伴有铁的沉积,导致肝脏信号的下降。②MRI对肝硬化的重要价值在于能显示再生结节,而 CT 和 US 一般难以显示。再生结节在 T_1WI 上呈等信号或稍高信号,在 T_2WI 上呈低信号或稍低信号,结节内部信号均匀,无包膜(图 10-1-2)。

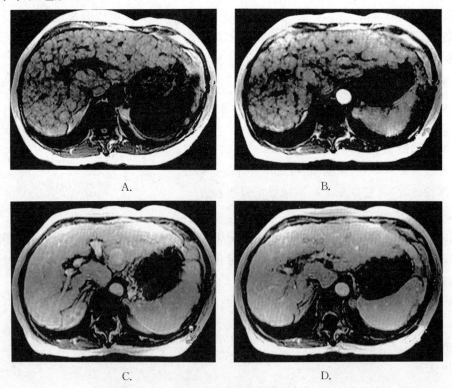

A.　　　　　　　　　B.

C.　　　　　　　　　D.

图 10-1-2　肝硬化再生结节

A.T_1WI肝脏轮廓呈波浪状,肝实质信号不均匀,见多发小结节状稍高信号影;B～D.动态增强扫描动脉期肝脏呈不均匀结节样强化,门静脉期及延迟期全肝均匀强化

2.增强扫描

(1)肝硬化再生结节与正常肝实质强化相似,少数延迟可呈高信号或低信号。

(2)在 T_2WI 上可见到的不规则线状异常信号为纤维组织带,在动态增强早期可有轻度强化,而延迟强化比较明显。

(3)再生结节可压迫肝内血管,表现为管径变细、管腔变窄;压迫胆管时可以引起胆道梗阻。

3.肝外表现

(1)脾脏肿大,信号均匀,脾脏下缘超过肝脏下缘。

(2)门静脉高压,门静脉增宽,并可见侧支血管影,食管、胃底静脉曲张,T_2WI 上呈迂曲的条状、团状流空信号,增强后明显强化,CE-MRA 可清楚显示侧支血管的走行和引流途径。

(3)腹腔积液,少量时表现为肝、脾周围弧形长 T_1、长 T_2 信号,多量时表现为腹腔脏器周围长 T_1、长 T_2 信号,肠管聚集于腹部中央。

三、脂肪肝

脂肪肝又称肝脏脂肪浸润,为肝脏的代谢功能异常,是由于过量的脂肪尤其是甘油三酯在肝细胞内过度沉积,从而引起肝脏脂肪变性。好发于中年人,常见病因有肥胖、糖尿病、肝硬化、酗酒、慢性肝病、肝代谢性疾病、高脂血症、营养不良、化疗和激素治疗等。根据肝脏脂肪浸润的范围分为弥散性和局限性。

(一)诊断要点

1.症状和体征

轻度或局限性脂肪肝多无临床症状。重度脂肪肝且伴有肝功能损害者,常有体态肥胖、肝脏肿大、肝区胀痛不适,或出现与病因有关的相应症状。

2.实验室检查

(1)血清甘油三酯(TG)升高,＞1.71mmol/L。

(2)血清总胆固醇(TC)升高,＞5.68mmol/L。

(3)β-脂蛋白(VLDL)升高,＞7.0g/L。

3.超声检查

肝脏肿大,轮廓不清。肝内回声增强,血管结构回声不清。

4.CT 表现

(1)CT 平扫:肝实质密度普遍降低,CT 值多在－25～35HU。肝脏密度低于脾脏,肝脾CT 值比值≤0.85 时脂肪肝诊断成立。肝内血管显影呈"枯枝状",其密度高于肝实质密度。弥散性脂肪肝中未被脂肪浸润的肝组织,被衬托为相对高密度区,称为肝岛。肝叶或肝段局部脂肪浸润称之为局限性脂肪肝。

(2)增强扫描:肝脏脂肪浸润区均匀强化,但仍低于强化后的正常肝脏和脾脏密度,无占位效应。肝内血管走行分布正常,可有受压变细。

（二）MRI 表现

1.MRI 平扫

SE 序列对脂肪肝的敏感性较低,理论上讲脂肪肝的肝脏实质在 T_1WI 和 T_2WI 上的信号增加,但实际工作中仅有少数病例可见到肝脏信号强度增加。化学位移成像对脂肪肝的检出敏感性较高,在高场强 MRI 多采用梯度回波成像,脂肪肝在反相位上的信号强度与同相位相比有明显下降(图 10-1-3)。

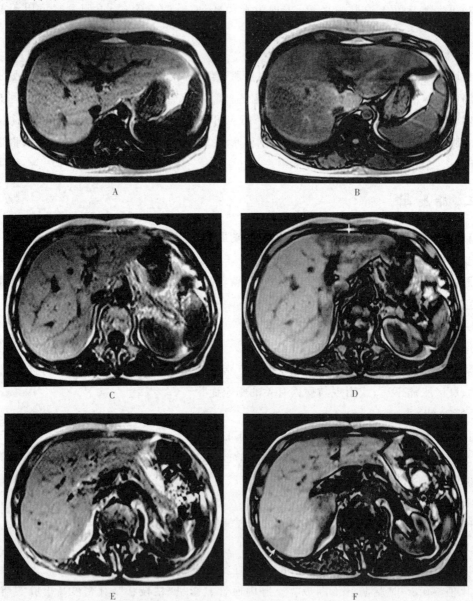

图 10-1-3 脂肪肝

A.B.T_1 同相位和反相位,弥散性脂肪肝,反相位图像上肝脏信号较同相位弥散性显著下降;C~F.C 和 E 为 T_1 同相位,D 和 F 为 T_1 反相位,局灶性脂肪肝,反相位图像上肝左、右叶分别见局部信号下降 CT

2.增强扫描

弥散性脂肪肝肝实质强化均匀一致。局灶性脂肪浸润其强化不及周围正常肝实质,边界可较平扫时清楚,呈片状或楔形低信号区,多位于肝裂周围、肝脏边缘部分。无占位效应,有时病灶内可见血管影通过。

四、门静脉海绵样变性

门静脉海绵样变性(CTPV)是指由腹腔脏器炎症、癌肿转移、局部压迫和慢性肝病等原因,引起门静脉主干和(或)肝内门静脉分支部分性或完全性阻塞后,导致门静脉血流受阻,引起门静脉压力增高,在其周围形成大量的侧支旁路静脉血管或阻塞后的再通。这些血管增粗扭曲、与淋巴管、胆管、血管伴行,越过阻塞段进入肝内与门静脉分支吻合。CTPV 发生于门静脉阻塞后的 1~12 个月,是门静脉阻塞后病理改变的最终结局。临床并不少见,发病年龄为 35~67 岁,平均 51.6 岁,性别差异与原发病相关。

(一)诊断要点

1.症状和体征

除基础疾病的临床表现之外,常见症状和体征有:

(1)门静脉高压:反复大量呕血,常伴有黑便,失血量大时出现失血性休克。

(2)脾脏肿大和脾功能亢进:表现为血细胞减少,脾脏体积正常或轻微肿大。

(3)腹腔积液形成。

(4)胆汁淤积性黄疸。

(5)胰腺功能不全:发生率为 85%,表现为食欲缺乏、腹痛、腹胀、恶心、消瘦和腹泻等症状;儿童可致营养不良和生长发育迟缓。

2.实验室检查

(1)红细胞(RBC)减少,白细胞(WBC)和血小板(BPC)也显著减少。

(2)血清白蛋白(ALB)减少,A/G 比值倒置。

(3)总胆红素(TBIL)、碱性磷酸酶(ALP)增高,尿胆红素阳性。

(4)胆总管阻塞严重时,出现持续性黄疸。

(5)血清淀粉酶(AMY)增高。

3.内镜检查

胃镜检查可发现食管、胃底静脉曲张的程度和范围;经内镜逆行胰胆管造影(ERCP)可观察胆管受压情况和狭窄程度。

4.超声检查

(1)B 型超声:肝脾肿大、门静脉和脾静脉增宽、腹腔积液等门静脉高压征象。

(2)超声多普勒:门静脉血流持续性运动减退。

(3)彩色多普勒超声(CDUS)诊断 CTPV 敏感性更高,阳性率高于血管造影,可探测门静脉栓塞处的血流类型,有利于病因诊断。

5.CT 表现

CTPV 除了原发病的 CT 表现外,CT 增强扫描门静脉期可显示其特征性表现:门静脉主干和(或)主要分支闭塞;门静脉走行区迂曲的或网状的侧支静脉自肝门部向肝内门静脉周围延伸,相互之间分界不清;有时可见肝实质灌注异常、门静脉高压侧支循环建立、脾脏肿大等非特征性表现。

(二)MRI 表现

1.直接征象

(1)平扫示肝门部及门静脉走行区正常门静脉流空信号消失,在门静脉、胆囊周围可见由侧支静脉形成的圆点状、短条状异常流空信号影。

(2)增强扫描门静脉期门静脉主干不显示或显示不良,上述异常流空信号明显强化,表现为扩张迂曲的网状血管,呈海绵样结构。

(3)CE-MRA 可以更直观准确地显示 CTPV,了解门静脉栓塞程度、侧支静脉情况等(图10-1-4)。

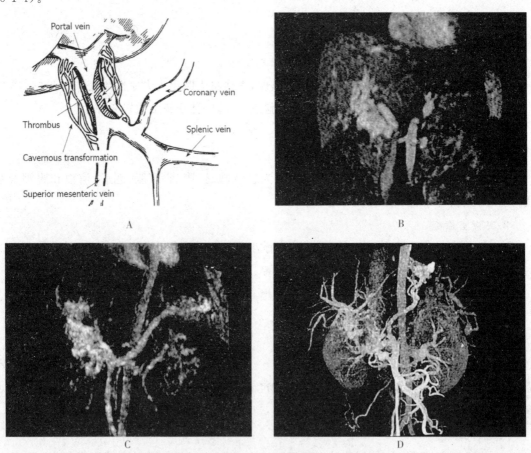

图 10-1-4　门静脉海绵样变性

A.门静脉海绵样变性示意图;B.MRI 增强扫描冠状面,门静脉期示正常门静脉结构消失,门静脉走行区周围可见由侧支静脉形成的团块状和网状异常信号影;C、D.CE-MRA 血管成像,肝门区可见扩张迂曲的网状血管结构,肝内门静脉呈细条状延伸

2.间接征象

(1)增强扫描动脉期肝实质出现异常灌注,即肝脏边缘局部区域出现强化。

(2)肝动脉管径增粗、扭曲,还可见门静脉提前显影,提示有肝动脉-门静脉分流。

(3)肝外胆管低位梗阻,胆管壁增厚、强化。

诊断 CTPV 目前尚没有公认的诊断标准,普遍认为临床上有侧支循环建立、脾肿大、腹腔积液等门静脉高压表现,影像学上有门静脉阻塞、侧支旁路静脉形成表现,可临床诊断为 CT-PV。

五、肝豆状核变性

肝豆状核变性(HLD)也称 Wilson 病,是一种常染色体隐性遗传铜代谢障碍性疾病。由先天性酶缺陷导致铜代谢异常,引起神经系统豆状核变性和肝脏坏死后肝硬化、角膜色素环(即 K-F 环)形成等全身性疾病,多于 10～40 岁出现症状。

(一)诊断要点

1.起病缓慢,首发症状

在 10 岁以前以肝损害多见,10 岁以后以神经系统损害多见,部分患者有家族史。

2.肝脏损害

表现为非特异性慢性肝损害症状,如食欲缺乏,肝区疼痛,肝肿大,脾功能亢进,病情加重则有黄疸、腹腔积液、肝性脑病等。

3.神经系统损害

主要表现为锥体外系症状,可出现多种多样的不自主运动,如肢体震颤、舞蹈样动作及共济失调,构音不清等。

4.精神症状

主要表现为情感障碍和动作、行为异常,如表情冷漠或兴奋躁动,动作幼稚或攻击行为,少数可有幻觉妄想。

5.角膜检查

可见 K-F 环。K-F 环为角膜边缘部铜沉着形成的绿褐色环,一般在裂隙灯下能见到。

6.铜生化测定

血清铜降低,铜蓝蛋白显著降低(正常值 20～40mg/dL),24 小时尿铜量显著增加。

7.CT 表现

主要是非特异性肝硬化表现。

(二)MRI 表现

慢性肝炎或肝硬化表现,肝内可见结节影,T_1WI 呈高信号或稍高信号,T_2WI 呈低信号,这可能与在肝硬化出现之前,铜在肝脏内聚集的顺磁作用有关。T_2WI 上低信号结节周围有时可见高信号的炎性分隔(图 10-1-5)。

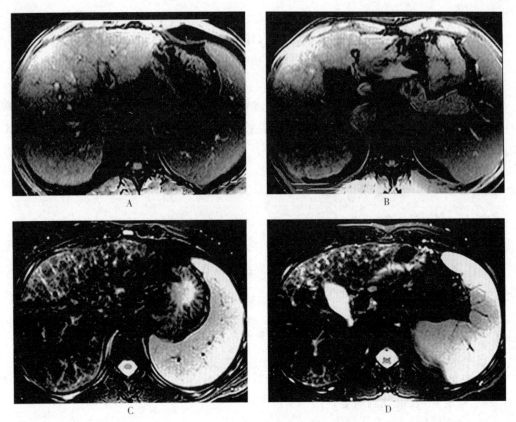

图 10-1-5　肝豆状核变性

A、B.T$_1$WI 示肝内弥漫分布结节,呈高信号或稍高信号,脾脏明显肿大;C、D.T$_2$WI 示多发结节呈低信号,其周围分隔呈高信号

六、原发性肝细胞癌

(一)病理和临床

原发性肝细胞癌(HCC)是起源于肝细胞的恶性肿瘤,大多具有肝硬化背景。大体类型分为巨块型、结节型和弥漫型。以肝右叶多见,病灶的边界与肿瘤生长方式密切相关,以膨胀性生长为主的生长较慢,压迫周围组织或引起周围组织纤维化反应,形成假包膜。少数肿瘤呈浸润性生长,无假包膜形成,边界模糊。

本病起病隐匿,早期多无症状,一般依靠甲胎蛋白(AFP)普查和影像学检查发现。至中晚期可出现肝区疼痛、腹胀、进行性消瘦、黄疸等症状和体征。

(二)诊断要点

(1)病灶 T$_1$WI 多呈低或等信号,低信号主要与组织间隙内水分增加有关。一部分肿瘤呈高信号,可能与病灶内存在脂肪变,铜、糖蛋白成分及出血有关,而 T$_2$WI 常呈稍高信号,较大肿瘤由于液化坏死、出血等导致信号不均匀。

(2)DWI 对小肝癌的检出和诊断具有重要价值。瘤体在 DWI 上呈高信号。

(3)"镶嵌征"是 HCC 的特征性表现之一,在 T$_2$WI 易显示,表现为高信号病灶内被线状低信号分隔,呈"棋盘格"状,病理上为薄的纤维隔膜把瘤内肿瘤组织和坏死组织分隔开来。

(4)动态增强扫描示动脉期明显强化,而门脉期呈相对低信号,此"速升速降"的强化方式是诊断 HCC 的重要依据。

(5)假包膜是 HCC 的重要征象,T_1WI 和增强延迟扫描易显示。

(6)门静脉和肝静脉受侵犯。门脉期显示清楚,表现为受累血管不成比例的增粗、变细或中断,并可见管腔新月形充盈缺损、管壁强化,门静脉如受累时间较长可并发门静脉海绵样变。有时伴动脉-门静脉瘘。

(7)部分可见肝门淋巴结肿大、胆管扩张等。

见图 10-1-6。

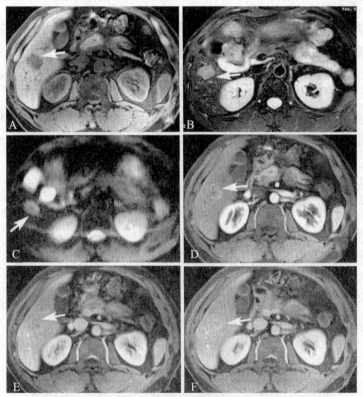

图 10-1-6 肝右叶小肝癌

A.T_1WI,肝右后叶一类圆形低信号结节(白箭),边界清楚;B.T_2WI 肿块呈稍高信号;C.DWI 图像,病灶呈高信号,边界清楚(白箭);D.增强 T_1WI 动脉期,肿块不均匀强化,边缘强化明显,内部见低信号区(白箭);E、F 增强 T_1WI 门脉期及延迟期,肿块内部仍见不强化的低信号坏死区,边缘强化较动脉期减弱,可见假包膜

(三)鉴别诊断

本病主要须与退变结节、血管瘤、腺瘤、FNH、转移瘤等鉴别。除了依靠 MRI 征象,AFP 阳性和长期肝炎(乙肝、丙肝)、肝硬化病史有重要的参考价值。

(四)特别提示

MRI 多序列扫描可良好显示"镶嵌征"、假包膜等结构,诊断本病的特异性较强,同时也可较好的观察硬化结节向癌结节的转化及手术或介入后的随访。对于肝硬化患者,要仔细观察结节的信号特征及增强方式。

七、肝内胆管细胞癌

(一)病理和临床

肝内胆管细胞癌起源于肝内胆管的上皮细胞,其发病原因可能与胆道华支睾吸虫的感染、肝内胆管结石有关。生物学上大多为乏血供,预后较差。组织学上纤维结缔组织丰富而质地较硬,易侵犯周围组织。根据生长方式不同可分为三型:肿块型、浸润狭窄型及胆管内生长型。

本病早期无症状,发现时常较大。AFP多在正常范围,有报道患者血及胆汁中癌胚抗原(CEA)的升高有助于诊断。

(二)诊断要点

(1)好发于肝左叶,以单发为主,多发病灶表现为主灶伴周围多发小卫星灶。

(2)平扫上肿块信号混杂,T_1WI常为低信号,T_2WI呈等或稍高信号,部分肿瘤可见明显高信号区域,等信号主要与肿瘤含大量的纤维有关,而明显高信号与肿瘤分泌黏液或胆汁潴留有关。

(3)动态增强扫描有一定特征性,表现为延迟期明显强化。即动态增强早期表现为无强化或边缘强化,随着时间延长,强化程度越明显并向病灶中心扩展,其机制可能由于纤维成分较多,对比剂进入较慢并滞留于纤维间质有关。

(4)肿瘤远端肝内胆管扩张,严重者状如弯曲的软藤,MRCP对整体显示胆管的扩张,确定梗阻的部位及范围有独特的价值。

(5)部分病例可见受累肝叶萎缩及局部肝包膜凹陷。

见图 10-1-7。

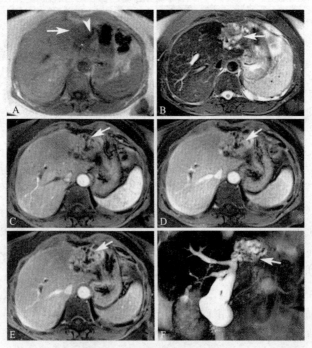

图 10-1-7　肝内胆管细胞癌

　　A.T$_1$WI,肝左外叶一边界不清的稍低信号肿块(白箭),其内见更低信号区(白箭头);B.T$_1$WI 肿块以稍高信号为主,内为条状或管状的更高信号区(白箭);C、D、E.增强 T$_1$WI 动脉期、门脉期及延迟期,肿块实质成分延迟强化,内部低信号的胆管区显示更清楚,肝右叶见轻度扩张的低信号胆管;F.胆管成像显示肝左外叶胆管呈团块状扩张(白箭),同时肝右叶胆管也轻度扩张

(三)鉴别诊断

　　本病主要须与 HCC、肝脓肿、血管瘤、肝局灶性结节状增生(FNH)、转移瘤鉴别。T$_2$WI 信号特征及增强表现有助于与上述疾病鉴别。

(四)特别提示

　　对于伴有肝内胆管扩张的胆管细胞癌,MRI 诊断多不困难,而对于单发较大的肝内肿块,且不伴有肝内胆管扩张的病例,要注意与其他血供的肿瘤鉴别。兼具胆管细胞和肝细胞性的肝癌,动态增强表现具有两种癌的特征,诊断时也须注意。

八、肝血管瘤

(一)病理和临床

　　肝血管瘤是肝脏最常见的良性肿瘤,多为单发,也可多发。肿瘤表面呈暗红或紫色,一般无包膜,切面呈海绵状,有时血管瘤内可见血栓形成和瘢痕,偶有钙化。

　　一般无症状,常于影像学检查时偶然发现,较大时由于压迫周围肝组织引起腹部不适、腹痛等症状。

(二)诊断要点

　　(1)呈圆形或分叶状,较小时信号均匀,边界清楚。较大时病灶中心可出现纤维瘢痕、血栓等。

　　(2)T$_1$WI 呈低信号,T$_2$WI 呈明显高信号,并随着 TE 时间的延长,血管瘤的信号逐渐增高,在重 T$_2$WI 上,病灶信号极高,称为"亮灯征",为血管瘤的典型表现。

　　(3)动态增强方式为"快进晚出"或"晚进晚出",表现为动脉期边缘呈斑片状或结节状显著强化,逐渐向中心扩展,并持续到门脉期甚至延迟期。一些小的血管瘤在动脉早期即可完全均匀强化,但在门脉期及延迟期仍呈高信号。

　　见图 10-1-8。

(三)鉴别诊断

　　本病主要须与 FNH、肝癌、血管平滑肌脂肪瘤、转移瘤、血管肉瘤等鉴别。

(四)特别提示

　　血管瘤 MRI 检查和 CT 检查一样,特别强调扫描技术,尤其动态增强扫描非常重要,这是诊断本病及与其他疾病鉴别的前提。另外富血供肝内转移瘤、血窦扩张型的血管平滑肌脂肪瘤在 T$_2$WI 也可出现"亮灯征",须注意结合病史及其他征象。

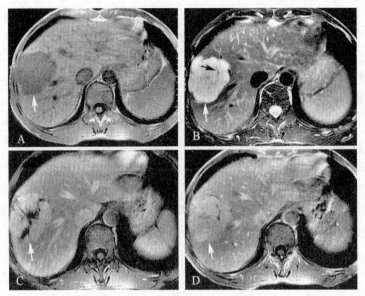

图 10-1-8　肝右叶海绵状血管瘤

A.T$_1$WI,肝右叶见类圆形低信号影(白箭),边界清楚;B.T$_2$WI,病变呈高信号,其内有裂隙样低信号纤维组织(黑箭);C、D.增强 T$_1$WI,造影剂逐渐向内充填,呈显著高信号,表现为"慢进慢出"强化方式

第二节　胆系疾病

一、胆总管囊肿

(一)病理和临床

胆总管囊肿实际为胆管的囊性扩张,系由于先天性胆管壁发育不良所致。根据囊肿的位置和形态分 5 型,以 Ⅰ 型即胆总管囊状或柱状扩张最多见。胆总管囊肿以单发为主,也可多发。好发于女婴。

临床典型表现有右上腹肿块、腹痛、黄疸,可伴发热。部分患者为体检发现。

(二)诊断要点

(1)胆总管囊肿可呈囊状、梭形扩张或形成憩室,内含胆汁,T$_1$WI 呈低信号,T$_2$WI 呈明显高信号,信号均匀。

(2)部分囊肿内合并结石,表现为低信号的充盈缺损。

(三)鉴别诊断

本病主要须与胰腺假性囊肿、胰腺囊腺瘤等鉴别,准确定位是鉴别的关键。Caroli 病也应与肝内多发小囊肿鉴别,前者扩张的肝内胆管沿胆管树分布,后者分布缺乏规律。

(四)特别提示

MRCP 不仅能整体显示胆管树,对胆总管囊肿准确的分型也有重要价值。此外,如囊肿壁局限性增厚,应怀疑合并胆管癌。

二、胆管结石

(一)病理和临床

胆管结石可原发于胆管内,也可由胆囊结石移入。结石的主要成分是胆固醇和胆色素,可合并胆道梗阻和感染。

临床表现与结石的大小、位置、有无梗阻及并发症等有关。主要为腹痛和黄疸。

(二)诊断要点

(1)胆管结石在 T_2WI 和 MRCP 表现为类圆形或不规则形充盈缺损,横轴位呈"靶征"或"新月征"。

(2)结石所在区域的胆管壁可增厚,其上方胆管可有扩张,胆总管逐渐变细狭窄,MRCP上呈鸟嘴状改变。

(3)动态增强扫描增厚壁有强化,可持续较长时间。

见图 10-2-1。

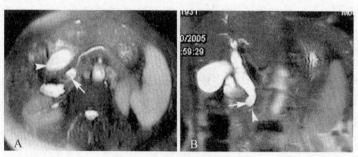

图 10-2-1 胆总管下端结石

A.T_2WI 见胆总管下端高信号胆汁内见圆形低信号(白箭),白箭头所示为扩张的胆囊管;B.MRCP,胆总管下端内圆形充盈缺损(白箭),上方胆总管、胆囊及胆囊管明显扩张,肝内胆管扩张不明显,胰管正常(白箭头)

(三)鉴别诊断

本病主要须与胆管癌、胆管息肉及单纯性胆管炎鉴别。

(四)特别提示

小结石有时只在薄层图像上发现,应予注意。此外,胆总管内胆汁流动可产生流空效应,形成胆总管结石的假象,因此胆管结石的诊断应结合横断面图像、MRCP 原始图像及重建图像做出。

三、急性胆囊炎

急性胆囊炎是胆囊发生的急性化学性和/或细菌性炎症,为临床常见的急腹症,多发于 50 岁以下女性。95%的患者合并有胆囊结石,通常由于胆结石嵌顿,引起胆囊管阻塞,胆汁淤滞,胆囊内压力增高,压迫胆囊壁血管和淋巴管,胆囊血供障碍导致炎症发生。常见致病菌为大肠杆菌、副大肠杆菌和葡萄球菌。病理上分为:单纯性急性胆囊炎、化脓性急性胆囊炎和坏疽性急性胆囊炎。

(一)诊断要点

1.症状

(1)胆绞痛:突发右上腹持续性绞痛,常在饱餐、进食油腻食物后或夜间发作。疼痛常放射至右肩部、肩胛部和背部。如病变发展,疼痛可转为持续性并阵发性加剧。

(2)发热:常有轻度发热,通常无畏寒。如有寒战、高热提示病情加重或有并发症,如胆囊积脓、急性胆管炎或穿孔。

(3)黄疸:10%～25%的患者可出现轻度黄疸。

(4)其他:常伴有恶心、呕吐、厌食。

2.体征

(1)右上腹不同程度、不同范围的压痛、反跳痛及肌紧张。

(2)Murphy 征阳性,有的患者可扪及肿大而有触痛的胆囊。

(3)胆囊病变发展缓慢,大网膜可粘连包裹胆囊,形成边界不清、固定的压痛性包块。

(4)如病变发展快,胆囊发生坏死、穿孔,可出现弥散性腹膜炎的表现。

3.实验室检查

(1)血白细胞(WBC)升高至 $(12\sim15)\times10^9/L$。

(2)血清转氨酶(ALT)升高($>40U/L$、37℃)。

(3)ALP 增高[连续检测法(AMP)$>120U/L$]。

(4)1/2 的患者血清胆红素轻微增高($>17.1\mu mol/L$)。

(5)1/3 的患者血清淀粉酶升高(PNP 法$>90U/L$)。

4.超声检查

它是胆道疾病首选的检查手段。

(1)胆囊增大,胆囊壁增厚($>3mm$),甚至有"双边征"。

(2)胆囊积脓可见弥散性斑点、云雾样低回声。

(3)超声 Murphy 征阳性,在检查中将探头压迫胆囊区腹部,患者疼痛增加或突然屏气停止呼吸,称为超声 Murphy 征阳性。

(4)胆囊窝无回声带提示积液或胆囊穿孔。

(5)合并结石可见强回声光团伴声影。

5.X 线检查

腹部平片可显示胆囊阳性结石,间接提示急性胆囊炎的可能。

6.CT 表现

(1)胆囊增大,胆囊壁弥散性增厚,增厚的胆囊壁常呈分层状强化。

(2)胆囊密度增高:胆汁密度增高可接近肝脏实质密度。

(3)多并发胆囊结石、胆囊周围积液,甚至坏疽穿孔。

(二)MRI 表现

1.胆囊壁增厚

胆囊壁弥散性增厚(壁厚$>3mm$)是诊断胆囊炎的重要依据,增厚的胆囊壁因水肿而出现 T_1WI 低信号,T_2WI 高信号,且边缘模糊(图 10-2-2)。增强扫描增厚的胆囊壁明显强化,以黏膜首先强化为特征,且强化均匀。

2.胆囊肿大

胆囊体积明显增大(直径＞5cm),其内常见低信号结石影(图 10-2-2)。

3.胆囊周围积液

增厚的胆囊壁周围环绕长 T_1、长 T_2 液体信号(图 10-2-2)。

4.并发胆囊积脓

胆囊周围脂肪间隙消失,胆囊内形成有液平的脓肿。

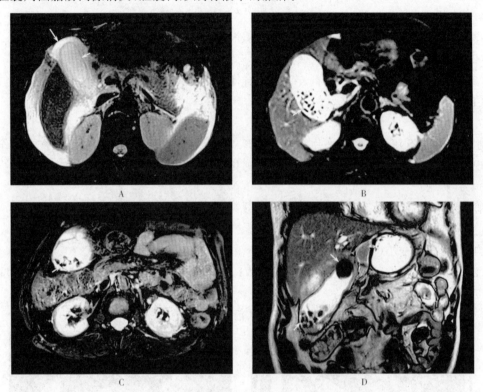

图 10-2-2　急性胆囊炎,胆囊结石(不同患者)

A.T_1WI,胆囊炎:胆囊壁增厚(↑),胆囊窝内可见长 T_2 液体信号(长↑);B.抑脂 T_2WI,胆囊体积增大,高信号胆汁内可见多发低信号结石呈石榴籽样(↑);C.抑脂 T_2WI,胆囊内多发低信号结石(↑);D.冠状位 T_2WI,胆囊体积增大,胆囊壁增厚,胆囊内多发大小不等的类圆形低信号结石(↑)

四、慢性胆囊炎

慢性胆囊炎多为急性胆囊炎反复发作的结果,也可没有明显的急性过程,常与胆结石并存且互为因果。本病女性多见,发病年龄在 30～50 岁,男女之比为 1：1.5。由于炎症、结石等反复刺激,胆囊有不同程度的炎性细胞浸润,纤维组织增生,胆囊壁增厚,与周围组织粘连等慢性炎症表现,严重者可致胆囊萎缩或积水。

(一)诊断要点

1.症状

(1)常不典型,多数患者有胆绞痛史和急性胆囊炎发作史。

（2）右上腹及剑突下隐痛不适。

（3）常有厌油、餐后饱胀、嗳气等消化不良症状,多在进食油腻食物后症状加重。

2.体征

右上腹局限性压痛,Murphy 征阳性。

3.实验室检查

收集十二指肠引流液进行胆汁检查,可发现胆汁内有脓细胞、胆固醇结晶、胆红素钙沉淀、寄生虫卵等,胆汁培养可发现致病菌。

4.超声检查

（1）胆囊壁增厚,胆囊缩小,回声增强,轮廓声影模糊。

（2）腔内探及团块状、长条状低回声,提示有浓厚的胆汁潴留。

（3）合并结石时可见囊壁、结石、声影"三合征"。

（4）胆囊功能减弱或消失。

5.X 线检查

胆囊阳性结石在右上腹部平片表现为环形或石榴籽样密度增高影。X 线检查主要作用在于发现是否同时存在阳性结石和少数胆囊壁钙化。

6.CT 表现

胆囊壁增厚;胆囊体积缩小或增大;胆囊壁钙化;胆囊结石等。

（二）MRI 表现

（1）胆囊体积变小（图 10-2-3A）,部分胆囊由于胆囊积水引起体积增大。

（2）胆囊壁均匀增厚,胆囊壁、胆囊窝 T_2WI 上信号增高（图 10-2-3B）,增强后胆囊壁呈轻到中度均匀强化,内壁光整。

（3）胆囊内结石:T_2WI 表现为胆囊腔内低信号影（图 10-2-3A,B）。

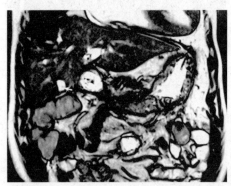
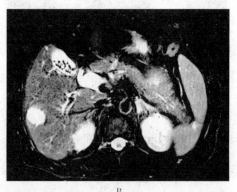

图 10-2-3　慢性胆囊炎（不同患者）

A.冠状位 T_2WI,胆囊体积变小,胆囊壁弥散性均匀增厚,胆囊内见小圆形低信号结石（↑）;B.抑脂 T_1WI,胆囊内多发低信号结石（↑）

五、黄色肉芽肿性胆囊炎

黄色肉芽肿性胆囊炎（XGC）又称为纤维性黄色肉芽肿性胆囊炎、胆汁肉芽肿性胆囊炎,是胆囊炎中一种少见的特殊类型,以胆囊慢性炎症为基础,伴有黄色肉芽肿形成、重度增生性纤维化以及泡沫状组织细胞为特征的炎性病变。发病率仅占胆囊炎症性疾病的 0.7％～13.2％,以中老年人多见,无明显性别差异。术前容易误诊为胆囊癌。

(一)诊断要点

1.症状和体征

(1)临床上无特异性表现,患者常有慢性胆囊炎及胆囊结石史。

(2)右上腹反复发作性疼痛,Murphy 征阳性。急性发作时伴有恶心、呕吐、体重下降等。

(3)常导致胆囊与周围脏器之间形成内瘘,亦可出现 Mirizzi 综合征,也常见到胆囊壁坏死、穿孔等。

2.实验室检查

同急性胆囊炎。偶有血红蛋白下降,WBC 增加不明显,血沉增快;血淀粉酶和 ALP 增高少见。

3.超声检查

胆囊壁增厚,壁厚 4～10mm 占 90％,内壁光滑或有充盈缺损,轮廓不规则,少数探及壁间低回声结节及胆囊内结石。

4.CT 表现

胆囊壁增厚,壁内有低密度结节,胆囊周围炎性浸润呈不均匀稍低密度。增强扫描增厚的胆囊壁显示强化,结节多无强化,多伴有胆囊或胆管结石。

(二).MRI 表现

(1)胆囊体积增大,胆囊壁增厚,以弥散性增厚为主,胆囊底部更为突出(图 10-2-4A)。

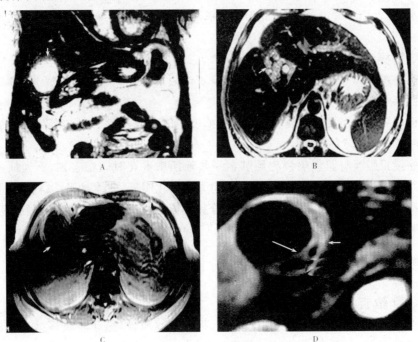

图 10-2-4　黄色肉芽肿性胆囊炎

A.冠状位 T₂WI,胆囊壁局限性不规则增厚,以胆囊底部明显(↑);B.T₂WI,增厚的胆囊壁内可见数目不等、大小不一的小圆形等及稍高信号(↑),呈串珠状镶嵌样表现;C.T₁WI,胆囊壁不规则增厚,以胆囊底部明显,胆囊腔内可见多个低信号结石(↑);D.增强扫描,可见增厚的胆囊壁肉芽组织强化明显,局部"夹心饼干征"(↑),胆囊黏膜线完整(长↑)

(2)增厚胆囊壁内见大小不一、数目不等的圆形或椭圆形异常信号,T_1WI 呈等或低信号、T_2WI 呈等或高信号。增厚的胆囊壁内异常信号结节是其特异性 MR 表现(图 10-2-4B)。

(3)绝大多数病例胆囊腔内见低信号结石(图 10-2-4C)。

(4)MR 动态增强扫描:胆囊壁肉芽组织动脉期仅轻度强化,门脉期及延迟期强化逐渐明显,强化过程呈现炎性特点,典型者表现为"夹心饼干征",即增厚的胆囊壁内外环状强化(图10-2-4D)。

(5)增强后胆囊轮廓逐渐清晰,肝胆界面较清晰(图 10-2-4D)。

(6)黏膜线:由于胆囊壁内多发肉芽肿的存在,将薄层肌层连同黏膜层推向胆囊腔,MR 表现为强化的线状信号,黏膜线一般完整或部分完整。

六、胆囊癌

(一)MRI 诊断

(1)肿瘤在 T_1WI 呈低信号,T_2WI 呈高信号。

(2)浸润型表现为胆囊壁局限或广泛的不规则增厚,增强扫描明显强化(图 10-2-5);结节型表现为胆囊壁向腔内突起的单发或多发乳头状结节,大于 1cm,增强扫描病灶强化(图 10-2-6);肿块型表现为胆囊窝内边界不清的软组织肿块,增强扫描明显强化。

(3)邻近肝组织呈长 T_1 长 T_2 信号改变,提示肝脏受浸润。

(4)腹水、淋巴结肿大、肝内多发结节为转移征象,后者可有典型的"牛眼征",增强扫描呈环形强化。

(二)特别提示

(1)本病好发于 50～70 岁,女性多见,主要表现为右上腹痛、黄疸、消瘦等,约 70% 合并胆囊结石、慢性胆囊炎。

(2)乳头型胆囊癌需要与胆囊良性隆起型病变,如息肉、肉芽肿、腺瘤等鉴别,后者多小于1cm,没有肿瘤的浸润转移征象。

(3)肝癌侵犯胆囊与胆囊癌侵犯肝脏在一些晚期患者有时较难鉴别,下列征象有助于鉴别:胆囊癌伴肝内胆管扩张的概率高于肝癌;胆囊癌强化明显,持续时间长;软组织肿块内合并结石影,支持胆囊癌的诊断;肝癌容易形成门静脉癌栓,而胆囊癌很少形成门静脉癌栓;临床表现:肝癌有肝炎、肝硬化、AFP 阳性等。

七、胆管癌

(一)MRI 诊断

(1)胆管癌导致的梗阻病变近侧胆管扩张,扩张常较显著,呈迂曲囊状,远端截然中断,局部见肿块,肿块 T_1WI 呈低信号,T_2WI 呈高信号。

(2)增强扫描动脉期肿块强化不明显,门脉期和延迟扫描肿块强化明显。或表现为病变部位管腔明显变窄,局部管壁明显增厚,增强扫描管壁强化明显。

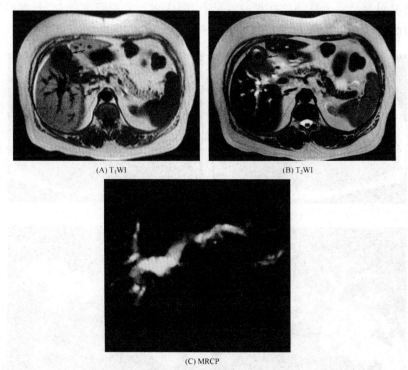

(A) T₁WI　　　　　　　　　　(B) T₂WI

(C) MRCP

图 10-2-5　胆囊癌侵及肝门部胆管

（A）、（B）示胆囊壁明显增厚，内可见低信号结石，T₂WI 显示被高信号胆汁围绕。肝内胆管扩张（→）。
（C）显示肝门部胆道梗阻，肝内胆道梗阻扩张。胆总管、胰管未见异常

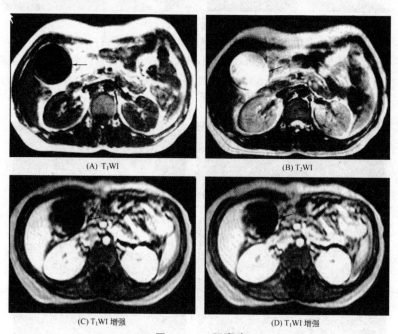

(A) T₁WI　　　　　　　　　　(B) T₂WI

(C) T₁WI 增强　　　　　　　　(D) T₁WI 增强

图 10-2-6　胆囊癌

MRI 平扫显示胆囊外侧壁突向腔内菜花状肿物，增强扫描明显强化（→）

（3）MRCP 可显示胆道系统的病理改变形态,病变近侧的胆管扩张如"软藤样",远侧胆管不显影,断端截然(图 10-2-7～图 10-2-10)。

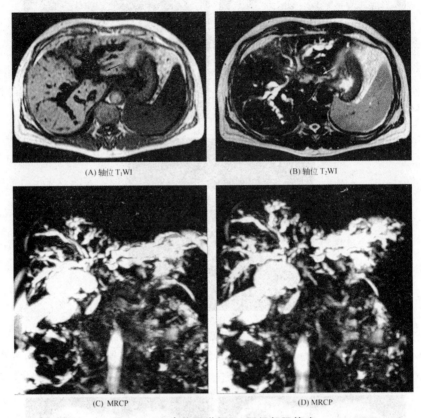

(A) 轴位 T_1WI　　　　　　　　　　　　(B) 轴位 T_2WI

(C) MRCP　　　　　　　　　　　　(D) MRCP

图 10-2-7　高位胆道梗阻,肝门部胆管癌

（A）、（B）示肝门部可见稍长 T_1 稍长 T_2 占位,大小约 2.4cm×1.4cm,边界不清,边缘不规则,左右肝管呈树枝状扩张(→);（C）、（D）示肝左、右管汇合部胆管截断,肝总管显示不清,胆总管下端显影,无扩张,胆囊饱满。胰管未见扩张

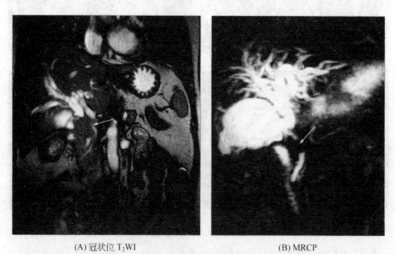

(A) 冠状位 T_2WI　　　　　　　　　　　　(B) MRCP

图 10-2-8　梗阻性黄疸,胆总管上段胆管癌

女患者,67 岁。总肝管及肝内胆管明显扩张,胆总管上段可见类圆形较低信号影,大小约 3.0cm×2.7cm。MRCP 示胆总管上段突然截断,上段肝总管及肝内胆管扩张。胆囊及胆囊管亦扩张。下段胆总管显影。胰管未见扩张,十二指肠未见异常(→)

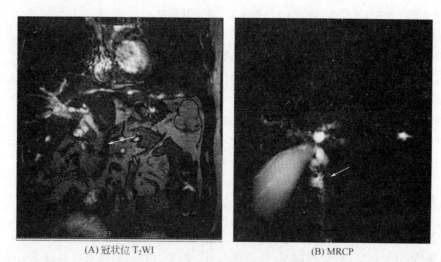

(A) 冠状位 T₂WI　　　　　　　　　　　(B) MRCP

图 10-2-9　低位胆道梗阻,胆总管中段癌

MRI 冠状位 T₂WI 平扫示肝内胆管扩张。上段胆总管轻度扩张,最大径约 1.2cm,中段胆总管突然截断,末段胆总管未见扩张。MRCP 示肝内肝管扩张、上段胆总管轻度扩张、中段截断,下段胆总管未见扩张。胆囊饱满,未见充盈缺损影。胰管未见扩张(→)。病理证实为胆管中低分化腺癌

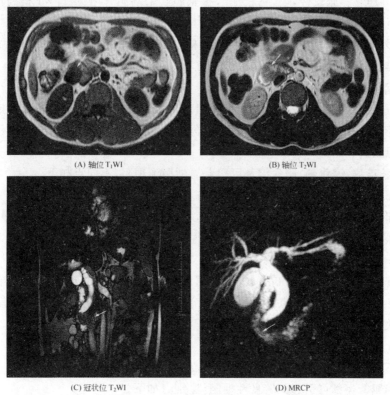

(A) 轴位 T₁WI　　　　　　　　　　　(B) 轴位 T₂WI

(C) 冠状位 T₂WI　　　　　　　　　　　(D) MRCP

图 10-2-10　胆总管末端梗阻

女,43岁,无痛黄疸并间断发热1周超声示胆道梗阻怀疑胰头占位。肝内胆管中度扩张,胆囊增大,胆总管末端圆形,T_2WI稍高信号影,大小约29×26mm,胆总管明显扩张。MRCP显示肝内胆管、肝总管、胆囊管、胆总管均扩张,胆囊增大,胆总管末端见一团块软组织信号影,胆总管下段呈杯口样改变。壶腹部占位,伴肝内、外胆管扩张。胰管未见扩张。病理:十二指肠乳头高分化腺癌

(二)特别提示

(1)胆管癌按部位分肝内型、肝门型、肝外胆管型、壶腹型,以大胆管多见。

(2)按肿瘤生长方式可分为浸润型、结节型和乳头型,以浸润型多见,影像学检查常不能发现明显肿块,而只表现胆道梗阻。

(3)临床上以进行性黄疸多见,可有上腹胀痛不适,剧痛和发热较少。

(4)肝门部胆管癌较特殊,是指发生于肝左右管及其汇合部和肝总管上段2cm内的癌肿,分为4型,以Ⅳ型肿瘤同时侵及肝总管和肝左右管最常见。

八、胆系梗阻

(一)MRI诊断

(1)肝内胆管扩张呈圆形、椭圆形、长条形长T_1长T_2信号;胆囊长径超过5cm时,诊断为胆囊扩大;当总肝管和胆总管直径大于1cm时可诊断为扩张(图10-2-10)。

(2)肝内胆管扩张显著呈"软藤征",扩张的胆管突然中断,发现肿块,临床表现进行性黄疸、腹部隐痛、无明显发热,提示恶性梗阻。

(3)肝内外胆管扩张较轻,呈"枯枝征",扩张胆管末端胆管内见T_1WI稍高信号T_2WI低信号影可诊断为胆道结石。

(4)肝内外胆管扩张较轻,逐渐变细,末端未见结石和肿块影,临床表现间歇性黄疸、腹部绞痛、明显发热,提示良性梗阻(胰腺炎、胆管炎等)。

(二)特别提示

胆道结石、肿瘤、炎症等多种原因可引起胆道梗阻,胆管扩张。诊断须包括定位和定性两方面,确定梗阻水平,鉴别梗阻原因。MRCP立体显示梗阻水平,直观显示梗阻端形态,有助于鉴别梗阻原因。

胆管癌、胰腺癌、壶腹癌、胆囊癌都可引起恶性胆道梗阻,不同点如下。

1.胆管癌

①肝门部梗阻多见;②梗阻区软组织肿块,增强扫描动脉期肿块强化不明显,门脉期和延迟扫描肿块强化明显;③梗阻局部管壁明显增厚,增强扫描管壁强化明显(图10-2-11)。

2.胰头癌

①胆总管下段梗阻;②胰管扩张;③胰头部肿块,增强扫描强化不明显;④胰体尾部萎缩。

3.壶腹部癌 ①胆总管和胰管扩张,呈"双管征";②没有胰头肿块;③十二指肠降部肿块,增强扫描肿块强化。

4.胆囊癌

胆囊区不规则肿块合并胆管扩张,可导致高位胆道梗阻。

胰腺炎和胆管炎都可引起胆管良性梗阻,鉴别点如下。

(1)胰腺炎:①胰腺肿大,轮廓模糊(急性胰腺炎)或胰腺缩小、钙化(慢性胰腺炎);②化验:

血淀粉酶升高。

（2）胆管炎：胆管壁较长范围轻中度增厚，胰腺没有改变，血淀粉酶不升高。肝内胆管扩张一般不重。

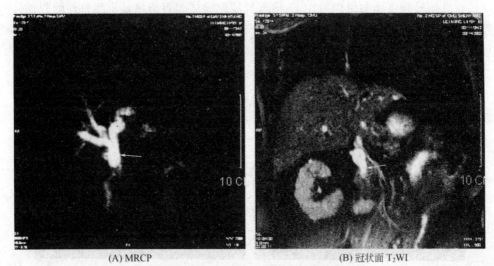

(A) MRCP　　　　　　　　　　　　　(B) 冠状面 T₂WI

图 10-2-11　胆总管高分化腺癌

胆总管胰上段梗阻，其上方肝内外胆管明显扩张，胆囊未显示（→）

第三节　胰腺疾病

一、急性胰腺炎

对于无合并症的轻度急性胰腺炎，胰腺的信号强度往往与正常胰腺组织相似。在脂肪抑制 T_1WI 平扫，胰腺呈中等高信号。在 Cd-DTPA 动态增强扫描早期，胰腺实质均匀强化，提示正常的毛细血管分布。实际上，MRI 诊断急性胰腺炎更多的是基于形态学改变。

发生急性胰腺炎时，胰腺体积出现局灶或弥散性增大。胰腺肿大可显著，有时轻微。胰腺的边界模糊，胰腺周围常见液体渗出。屏气的单次激发（SSFSE）脂肪抑制 T_2WI 显示少量积液最灵敏，此序列上脂肪为低信号的背景，胰腺为中等信号或低信号强度，积液为高信号。在非脂肪抑制 T_1WI，脂肪呈高信号背景，渗出液体表现为低信号条索或积液。MRI 可显示急性胰腺炎所致的微小改变，特别是轻微的胰腺周边炎性改变。有急性胰腺炎临床症状的患者中，15％～30％CT 检查正常，MRI 的敏感性显然超过 CT。这说明 MRI 用于评价疑似急性胰腺炎和 CT 检查阴性结果患者的价值。

随着胰腺炎的病变程度加重，胰腺实质在平扫 T_1WI 出现不均匀信号改变，动态增强扫描动脉期可见不均匀强化，且强化程度减弱。对急性胰腺炎患者，坏死胰腺组织所占的百分比是评价患者预后的一个重要指标。MRI 显示坏死胰腺组织比较敏感，GRE 序列 Gd-DTPA 动态增强检查是显示坏死组织的可靠方法。

　　MRI 还可显示急性胰腺炎的并发症,如出血、假性囊肿或脓肿(图 10-3-1)。对出血的显示,MRI 优于 CT。包裹性积液在脂肪抑制 T_1WI 可呈低信号或高信号。在平扫脂肪抑制 SPGR T_1WI,高信号与出血范围相关,也与急性胰腺炎的严重程度相关;单纯假性囊肿呈低信号强度。在高信号强度脂肪组织对比下,屏气梯度回波序列可清晰显示胰腺外的假性囊肿,并通过多层面图像准确定位假性囊肿与周围多个器官的关系。假性囊肿的囊壁在增强扫描早期图像可轻度强化,并在 5 分钟延迟期扫描时明显强化,这符合纤维组织的强化过程。

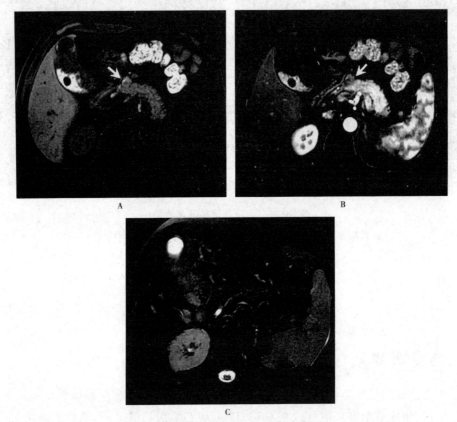

图 10-3-1　胰腺假性囊肿形成

　　患者既往有急性胰腺炎病史,A.轴位 FSPGR 序列 T_1WI,胰颈与胰体交界处可见等、高混合信号病灶(箭头);B.LAVA 增强扫描动脉期 T_1WI,胰腺实质明显均匀强化,病灶未见强化(箭头);C.脂肪抑制 T_2WI,假性囊肿病灶呈低信号。本例胆囊内可见高、低混杂信号结石

　　单纯性假性囊肿在 T_2WI 呈相对的均匀高信号。合并坏死、出血或感染的假性囊肿在 T_2WI 上呈不均匀信号,或分层状低信号。这是因为囊内包含由较多蛋白质等组成的浓缩液体。假性囊肿中的坏死组织形态不规则,通常呈低信号强度,这提供了治疗和预后的信息。此时单纯的经皮穿刺引流术,可能对含坏死组织的假性囊肿无效,而是需要开放清创术。无须屏气的 T_2WI,如 SSFSE 序列在评价假性囊肿方面十分有益。它不仅可以提示积液的复杂成分,而且可以在这些患者身体状况差、不能配合屏气动作的情况下,完成 MRI 检查。

　　鉴别诊断方面,根据病史、临床表现及典型的 MRI 表现,本病易于确诊,无须 MRI 鉴别。

二、慢性胰腺炎

目前,CT 检查仍然是临床评估慢性胰腺炎的主要方法之一,尤其在观察胰腺组织钙化方面。一项基于动态增强 CT 的研究结果表明,慢性胰腺炎患者中存在主胰管扩张占 66%,胰腺实质萎缩 54%,胰腺钙化 50%,假性囊肿 34%,病灶局部胰腺体积增大 32%,胆总管扩张 29%,胰周脂肪或筋膜密度改变 16%,而患者胰腺正常占 7%。MRI 评价慢性胰腺炎病变可能优于 CT。这是因为它不仅能发现病变形态变化,还能检测胰腺实质的纤维化。慢性胰腺炎的 MRI 特征是,在脂肪抑制 T_1WI 和 SPGR 动态增强成像时,整个胰腺表现为弥散性低信号强度,包括局部体积增大处。MRCP 检查可显示胰管的扩张状态(图 10-3-2)。

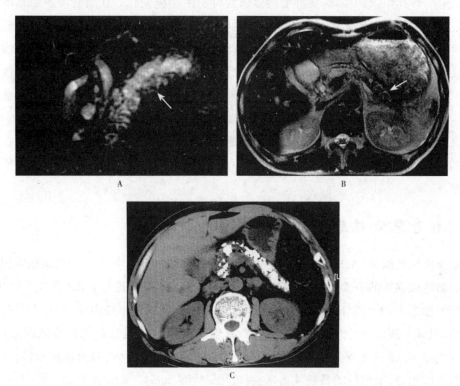

图 10-3-2　慢性胰腺炎

A.MRCP 显示主胰管与分支胰管扩张,管腔粗细不均匀(箭);B.FSE T_2WI 显示胰腺实质萎缩及多个成串排列的灶性高信号,主胰管内见多个低信号结石(箭);C.平扫 CT 可见胰腺头体尾实质内全程多灶钙化

在脂肪抑制 T_1WI,胰腺纤维化后信号强度变弱,而且在 GRE 动态增强扫描时呈不均匀轻度强化。脂肪抑制 T_1WI 的低信号强度反映了胰腺腺体中蛋白质的丢失,微血管期的轻度强化则反映了慢性炎症所致的正常毛细血管床破坏和纤维组织增多。许多慢性胰腺炎病例,在增强扫描 5 分钟后,胰腺实质显示进展性强化,这是纤维组织强化的特点。一项对 13 名慢性钙化性胰腺炎和 9 名急性复发型胰腺炎患者进行的 MRI 研究,证实这两组患者在脂肪抑制 T_1WI 和 GRE 快速增强成像的表现不同。所有 CT 检查发现胰腺钙化的患者,在脂肪抑制 T_1WI 信号强度减弱,并在即刻增强的 GRE 序列强化减弱。而急性复发型胰腺炎患者的胰腺信号强度和正常胰腺相似。

慢性胰腺炎有时表现为胰头体积增大,在 CT 上可能与癌变区分困难。MRI 在鉴别两者方面有较高的可靠性。在脂肪抑制 T_1WI 平扫和 T_2WI,慢性胰腺炎和胰腺癌在胰腺局灶性增大处信号类似,一般在 T_1WI 轻度信号减弱,在 T_2WI 轻度信号增高,信号改变不均匀。增强扫描即刻成像时,局灶性胰腺炎呈均匀强化,边缘模糊不清,其内的囊肿及钙化无信号。肿瘤病变则微微强化,其强化程度远小于邻近胰腺实质。肿瘤最重要的诊断标准是确定肿块。慢性胰腺炎局部体积增大的部分通常与剩余胰腺类似。而在胰腺癌中,局部体积增大的肿瘤组织失去了胰腺解剖学上的细节特征。

慢性胰腺炎常伴假性囊肿。在 T_2WI,假性囊肿多呈高信号强度。根据囊液内出血、蛋白质成分、感染、坏死组织的多寡,囊肿的信号强度可发生相应变化。在脂肪抑制动态增强扫描 T_1WI,假性囊肿呈类圆形无信号结构,囊壁在早期轻度强化,在 5 分钟后进展性逐渐强化。

极少数情况下,慢性胰腺炎可能仅累及局部体积增大处,而其他部位的胰腺实质没有炎症变化。在这些病例中,慢性胰腺炎常被误诊为胰腺导管细胞癌。炎症过程可能严重损害胰腺组织,致其失去间质,在这种情况下,仅能通过外科手术切除和组织病理学检查证实有无恶性肿瘤。

总之,形成肿块的局灶性慢性胰腺炎需与胰腺癌鉴别。应综合分析多种影像检查结果和临床化验指标。MRCP 检查时,85％的炎症肿块无胰管梗阻,96％的胰腺癌有胰管梗阻或不规则狭窄。

三、自身免疫性胰腺炎

自身免疫性胰腺炎(AIP)是胰腺对自身成分作为抗原由 CD4 阳性的辅助细胞的识别产生免疫应答而造成胰腺的炎症性病变。与常见原因的慢性胰腺炎比较,AIP 有以下临床特点:①以老年男性为主,男女之比为 5：1～2：1;②60％以上病例发生梗阻性黄疸,部分有糖尿病和微腹痛,但极少胰腺炎急性发作;③无饮酒或胆石症等其他慢性胰腺炎易感因素;④血清 γ-球蛋白、IgG 或 IgG4 水平升高,1/3 的病例有 CA19-9 异常;⑤血清自身抗体阳性;⑥组织学为胰腺淋巴细胞、浆细胞浸润及纤维化,免疫组化见大量 IgG4$^+$ 浆细胞、CD4$^+$ 和 CD8$^+$ 淋巴细胞;⑦激素治疗有效。

(一)诊断要点

1.症状与体征

临床症状无特异性,可表现为轻度的腹痛和背部疼痛,阻塞性黄疸也较常见,以 Sjogren 综合征为代表的自身免疫性疾病合并者为多。其他如膜性肾炎、糖耐量异常、硬化性胆管炎、慢性风湿性关节炎、慢性甲状腺炎也可合并自身免疫性胰腺炎,其中糖尿病合并率最高。

2.实验室检查

(1)嗜酸性粒细胞增加,活化 CD4、CD8 阳性。高 γ-球蛋白血症,IgG 和 IgG4 增高。自身免疫抗体(抗核抗体、抗线粒体抗体、抗 CA-Ⅱ抗体、类风湿因子、抗 α-fodrin 抗体、抗平滑肌抗体)存在。

(2)血尿胰酶可升高、正常或偏低,40%～50%的患者升高。60%～70%的患者肝胆系酶和胆红素升高。

3.超声检查

弥散性或局灶性胰腺肿大伴回声降低,胆道梗阻征象较常见,部分病例胰腺炎症累及胆总管、肝内胆管及胆囊。超声造影弥散性 AIP 多为均匀性增强及消退。

4.ERCP

胰管狭窄是自身免疫性胰腺炎的特征,胰腺周围炎性细胞浸润和纤维化是管腔狭窄的原因。主胰管通常变细,管壁不整,狭窄长度占主胰管 2/3 以上为弥漫型,占 1/3～2/3 为局限型。

5.FDG-PET 检查

自身免疫性胰腺炎在炎症最重时,病灶内 FDG 高浓聚。炎症消退或类固醇激素治疗有效后,FDG 浓聚降低,缓解时 FDG 浓聚消失。

6.CT 表现

胰腺弥散性肿大为特征所见,可见低密度包膜样边缘的"腊肠样"改变,动态增强扫描早期强化不明显,呈延迟强化表现。

(二)MRI 表现

(1)胰腺弥散性或局灶性增大,以胰头最为明显,弥散性增大者呈"腊肠样",边缘光滑,正常的羽毛状边缘消失;胰腺信号欠均匀,T_1WI 为等或低信号影,T_2WI 为等或稍高信号,DWI 为高信号;动态增强扫描呈渐进性强化(图 10-3-3;图 10-3-4)。

(2)主胰管弥散性或节段性不规则狭窄,多有胰头段胆总管狭窄,有时可出现"双管征"(图 10-3-3C)。

(3)胰周可见条状低信号的包膜,增强后呈延迟强化。

(4)胰腺钙化和胰周假性囊肿极少见,此可作为 AIP 与慢性胰腺炎的鉴别要点之一。

(5)胰周血管可受累,可有腹膜后淋巴结肿大。

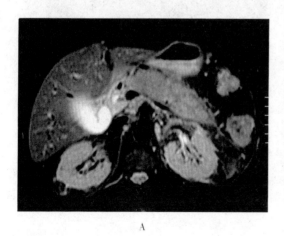

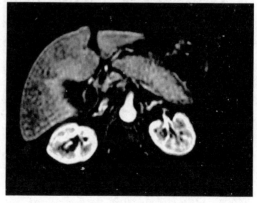

A   B

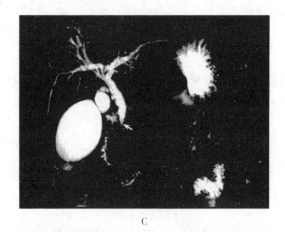

C

图 10-3-3　自身免疫性胰腺炎

A.为 T_2WI 抑脂横断面,胰腺弥散性增大,信号欠均匀,以等 T_2 信号为主;B.增强扫描动脉期胰腺轻度强化;C.MRCP 示胆总管下端狭窄(↑)

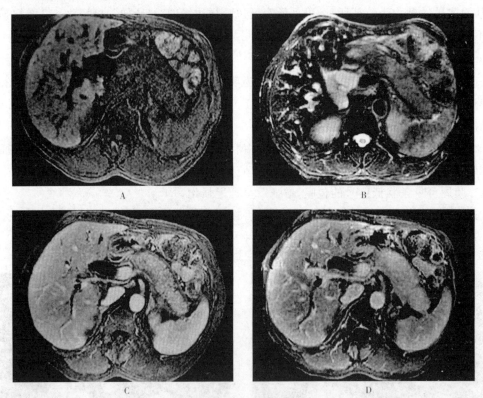

图 10-3-4　自身免疫性胰腺炎

A、B.为 T_1WI 和 T_2WI,胰腺弥散性肿大,信号欠均匀,T_1WI 及 T_2WI 以等或低信号影为主,胰腺边缘可见低信号包膜,形似"腊肠";C.动态增强扫描早期轻度强化,包膜强化不明显;D.延迟扫描胰腺强化更显著,包膜亦明显强化,与胰腺信号相似

四、胰腺癌

胰腺癌是常见的消化系统恶性肿瘤,5 年生存率＜5％。手术切除仍是最有效治疗手段。术前通过影像学手段,可早期发现病灶并对手术切除可能性做出评估,提高手术切除率。

(一)病理和临床

胰腺癌最常累及的是部位是胰头,占 60％～70％,其次是胰体和胰尾,少数患者也可全胰受累。胰腺癌有多个病理亚型,其中最常见的是导管腺癌,主要的病理特征是明显促结缔组织反应及相对乏血供。

多见于老年男性,症状包括腹痛、乏力、消瘦、黄疸等,患者也可因胰腺炎起病。体尾部癌多因发现肿块而就诊。

(二)诊断要点

(1)病变处胰腺不对称性肿大,形状不规则。

(2)T_1WI 呈低或等信号,T_2WI 呈混杂信号,信号对比不及 T_1WI 清楚。肿瘤可发生出血或黏液变,致信号不均匀。

(3)增强像上,早期肿瘤强化程度较轻,与明显强化的正常胰腺对比显著,呈相对低信号,境界较平扫更清楚。小肿瘤后期可延迟强化呈等信号。出血及黏液变区无强化。

(4)胰头癌可伴有不同程度胰胆管扩张和(或)胰体尾萎缩。肿瘤多累及胰周血管,也可伴发肝、淋巴结和腹膜转移。

(5)胰尾癌可侵犯脾门及脾血管,引起脾梗死或脾内转移。

见图 10-3-5、图 10-3-6。

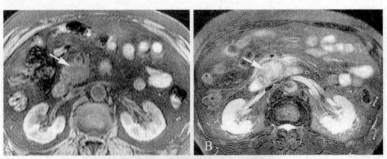

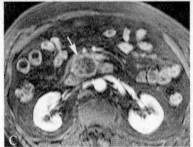

图 10-3-5　胰头癌

A.T_1WI,瘤体呈低信号(白箭);B.抑脂 T_2WI,瘤体信号混杂;C.增强 T_1WI,瘤体呈环形强化且境界更清楚。胰周血管无明显受累

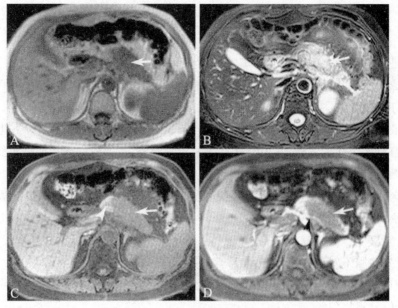

图 10-3-6　胰体尾癌

A.T₁WI,瘤体呈低信号(白箭);B.抑脂 T₂WI,瘤体信号混杂,呈相对较高信号(白箭);C.抑脂 T₁WI,瘤体呈低信号(白箭),显示较不抑脂 T₁WI更清晰,可以清晰显示其前方胰颈部胰管(白箭头);D.增强 T₁WI,瘤体呈乏血供(白箭),正常胰腺明显强化,并可见肿块侵犯其后方的脾动脉(黑箭头)

(三)鉴别诊断

本病主要须与其他胰腺肿瘤及肿块型胰腺炎鉴别,与胰腺炎性肿块鉴别有时会很困难。

(四)特别提示

胰腺癌具有嗜神经生长、围管性浸润和相对乏血供的特点;脂肪抑制 T₁WI 是显示胰腺理想的 MRI 检查序列,增强扫描胰腺期肿瘤与正常胰腺信号差最大;诊断时也应注意分析肿瘤对周围大血管有无侵犯及程度。

五、胰腺内分泌肿瘤

胰腺内分泌肿瘤相对少见,多发生于胰岛组织较多的体尾部。根据其分泌激素与否分为功能性与非功能性胰岛细胞瘤。功能性肿瘤又分为 B 型胰岛细胞瘤(胰岛素瘤)和非 B 型胰岛细胞瘤(包括胃泌素瘤、胰高血糖素瘤、VIP 瘤、胰多肽瘤等)。

(一)病理和临床

胰岛素瘤是最常见的功能性胰岛细胞瘤,多有胰岛素分泌过多导致的低血糖临床症状。因此发现时直径常不超过 2cm,肿瘤内囊变坏死少见。

非功能性者早期无症状,因此就诊时肿瘤常较大,直径多超过 5cm,肿瘤内囊变坏死及钙化多见,肿瘤大而患者一般情况良好,是其重要的临床特点。

(二)诊断要点

(1)肿瘤多呈圆形、卵圆形,边界锐利。

(2)T₁WI 呈低或等信号,T₂WI 呈高信号或混杂信号。肿瘤可发生钙化、囊变或坏死。

（3）增强像上，动脉期肿瘤中度或明显均匀强化，门脉期和延迟期信号有所下降但仍高于周围正常胰腺实质信号。

（4）肿瘤即使位于胰头部也极少伴胰胆管扩张，但可发生肝转移。

见图 10-3-7。

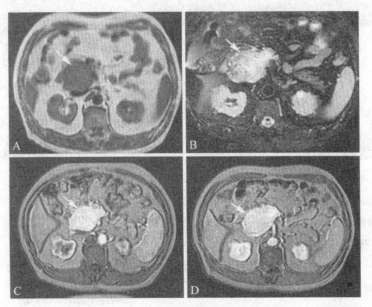

图 10-3-7　胰头浆液性囊腺瘤

A.T₂WI，肿瘤由无数大小不等的高信号小囊组成，边缘呈分叶状，其内间隔和钙化为低信号；B.增强 T₁WI，间隔有明显强化，而囊内无强化，右肾及邻近血管明显受压

（三）鉴别诊断

主要须与其他富血供的胰腺肿瘤鉴别。

（四）特别提示

肿瘤实质部分血供丰富，增强扫描技术是诊断胰腺内分泌肿瘤的关键。尤其是体积较小的肿瘤，需要仔细辨别，易误认为胰周血管而漏诊。

六、胰腺浆液性囊腺瘤

（一）病理和临床

浆液性囊腺瘤为良性肿瘤，可发生于胰腺的任何部位，极少恶变。大体病理肿瘤边缘光滑，切面呈海绵状或蜂窝状，由无数小囊（1mm 至 2cm）构成，囊内充满透明的水样液体，囊壁薄，中心伴不规则的纤维瘢痕、间隔及放射状钙化。

好发于中年女性，患者可无临床症状，仅于体检或其他原因检查时偶然发现，也可表现为肿瘤引起的压迫症状。

（二）诊断要点

（1）肿瘤呈分叶状，由无数大小不等的无壁或薄壁小囊组成；囊内为水样信号，T₁WI 呈低信号，T₂WI 呈高信号。间隔和钙化在 T₁WI 同为低信号，T₂WI 为高信号区伴中心低信号。

（2）增强像上，囊壁和分隔强化，囊内低信号区无强化。

（3）肿瘤不侵犯胰周脂肪和器官。

见图 10-3-8。

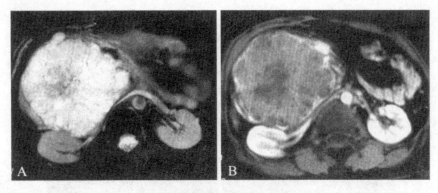

图 10-3-8　胰头浆液性囊腺瘤

A.T₂WI，肿瘤由无数大小不等的高信号小囊组成，边缘呈分叶状，其内间隔和钙化为低信号；B.增强 T₁WI，间隔有明显强化，而囊内无强化，右肾及邻近血管明显受压

（三）鉴别诊断

典型者诊断不难，有时须与其他胰腺囊性肿瘤鉴别，单囊型浆液性囊腺瘤少见，与黏液性囊腺瘤鉴别困难。

（四）特别提示

浆液性囊腺瘤被 WHO 定义为良性肿瘤，不恶变，体积较小的肿瘤可随访。MRI 可较好地反映其病理特征，但对病灶内钙化不如 CT 敏感。

七、胰腺黏液性囊性肿瘤

（一）病理和临床

胰腺黏液性囊性肿瘤分为黏液性囊腺瘤、交界性和黏液性囊腺癌，为潜在恶性或恶性病变。病理上分腺瘤、交界性或原位癌、腺癌。好发于中老年女性，多位于胰体尾部。

临床症状包括腹痛、腹部包块或黄疸等。

（二）诊断要点

（1）肿瘤多较大，可为单囊或多囊，子囊也较大。

（2）典型者 T₁WI 及 T₂WI 囊内呈水样信号，也可伴有蛋白或出血可导致信号不均，各囊腔信号强度也可不同。

（3）囊壁变化较大，可为薄壁或厚壁、可规则或不规则，也可有壁结节和纤维间隔。

（4）增强像上，囊壁、壁结节和纤维间隔有强化。

（5）胰管扩张少见，但可伴有胰腺炎表现。

见图 10-3-9。

（三）鉴别诊断

本病主要须与胰腺囊肿、其他囊性肿瘤或肿瘤囊变鉴别。

（四）特别提示

若囊壁不规则、见壁结节、间隔厚且厚薄不均、囊壁和分隔出现不规则形钙化,多提示恶性。

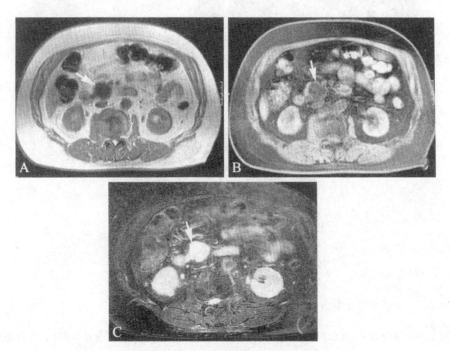

图 10-3-9 胰头黏液性囊腺瘤

A.B.分别为 T_1WI 和抑脂 T_1WI,肿瘤呈单囊,壁薄,为低信号;C.抑脂 T_2WI,肿瘤呈均匀高信号

八、胰腺实性假乳头状瘤

胰腺实性假乳头状瘤以年轻女性多见,低度恶性,生长缓慢。

（一）病理和临床

病理上肿瘤多有包膜,瘤细胞呈网状排列,之间形成血窦。囊实性比例变异较大,大多数囊实相间,囊性区可由出血、坏死、黏液变性及泡沫细胞聚集所致。肿块多较大,可引起腹痛、腹胀及消化不良。

（二）诊断要点

(1)肿块较大,呈圆形或椭圆形,边界清晰,多有完整包膜。

(2)肿瘤信号不均匀,T_1WI 上多有因出血而导致的高信号,钙化少见,多位于肿瘤周边部分,呈细条状或斑点状低信号,转移罕见。

(3)增强像上,实质部分动脉期呈轻度强化,门静脉期呈明显强化,囊性部分不强化。

(4)肿瘤多推移周围组织,侵犯少见。位于胰头的肿瘤即使很大亦较少引起胆胰管的扩张。

见图 10-3-10。

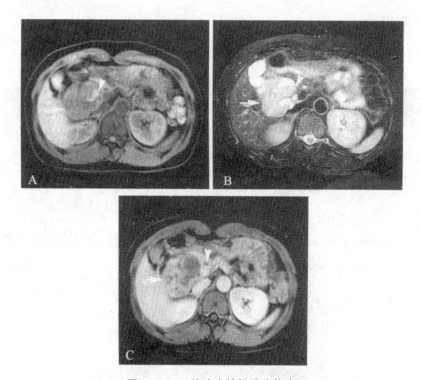

图 10-3-10　**胰头实性假乳头状瘤**

A.抑脂 T_1WI,肿块较大,有包膜(白箭),肿瘤信号不均匀,呈混杂信号,可见小片高信号(白箭头),为出血灶;B.抑脂 T_2WI,肿块呈混杂信号,出血灶呈稍高信号;C.增强 T_1WI,肿块实质部分不同程度强化,囊性部分不强化。胰管不扩张(白箭头)

(三)鉴别诊断

本病主要须与黏液性囊腺癌和胰腺导管腺癌鉴别。

(四)特别提示

对于年轻女性,胰腺区较大肿块伴出血,应想到本病,MRI 对亚急性和慢性出血敏感,诊断中有明显优势。

九、胰腺导管内乳头状黏液性肿瘤

(一)病理和临床

导管内乳头状黏液性肿瘤(IPMT)是一种罕见的胰腺囊性肿瘤,起源于胰腺导管上皮,呈乳头状生长,分泌过多的黏液,引起主胰管和分支胰管进行性扩张或囊变,可发生于胰腺的任何部位。

本病好发于老年人,最多见于 60～70 岁,男女之比约 2：1。临床症状和体征取决于导管的扩张程度和产生黏液的量。可表现为上腹部疼痛、乏力,也可因胰液流出受阻产生慢性胰腺炎甚至急性发作的临床表现。

根据主胰管和次级导管受累和扩张的程度可分为三型:①主胰管型,肿瘤主要在主胰管内生长并伴主胰管扩张;②分支胰管型,肿瘤主要在分支导管内生长伴分支导管扩张,多见于胰头;③混合型,肿瘤在主胰管和分支胰管内生长,伴两者均扩张。

(二)诊断要点

(1)肿块局限在胰腺导管内,伴胰管明显扩张。

(2)扩张胰管内充满黏液,内见多发乳头状充盈缺损。

(3)增强扫描肿块可有轻度至中度强化。

见图 10-3-11。

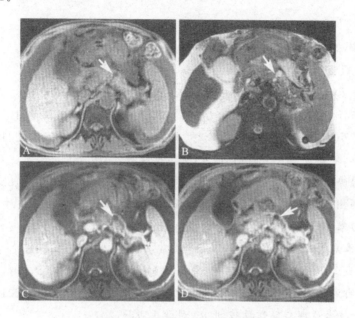

图 10-3-11　胰头黏液性囊腺瘤

A.B.分别为 T_1WI 和抑脂 T_1WI,肿瘤呈单囊,壁薄,为低信号;C.抑脂 T_2WI,肿瘤呈均匀高信号

(三)鉴别诊断

主要与其他胰腺囊性病变相鉴别。

(四)特别提示

本病与其他胰腺囊性病变的鉴别要点主要在于与胰腺导管是否相通,如果相通则明确该病诊断,因此应利用多方位扫描及 MRCP、多角度显示病变与胰管的关系,有利于本病的诊断。

参考文献

1.王骏,陈峰,潘珈.医学影像技术学.北京:科学出版社,2017.

2.曹厚德.现代医学影像技术学.上海:上海科学技术出版社,2016.

3.余建明,李真林.医学影像技术学(第4版).北京:科学出版社,2018.

4.刘艳龙,伍强,崔岩.超声诊断与治疗.南昌:江西科学技术出版社,2019.

5.李晓艳,苏小勇,杨舟.实用超声诊断学.南昌:江西科学技术出版社,2019.

6.李琳,董越,石磊.肿瘤CT诊断.北京:科学出版社,2018.

7.徐克,龚启勇,韩萍.医学影像学(第8版).北京:人民卫生出版社,2018.

8.王金锐,周翔.腹部超声诊断学.北京:人民卫生出版社,2019.

9.谢明星,田家玮.心脏超声诊断学.北京:人民卫生出版社,2019.

10.金征宇,龚启勇.医学影像学(第3版).北京:人民卫生出版社,2015.

11.许乙凯,吴仁华.医学影像学.西安:西安交通大学出版社,2017.

12.姜玉新,冉海涛.医学超声影像学(第2版).北京:人民卫生出版社,2016.

13.郭英.CT技术原理与操作技巧.北京:科学出版社,2019.

14.陈亮,马德晶,董景敏.实用临床MRI诊断图解(第2版).北京:化学工业出版社,2019.

15.陈智毅.生殖超声诊断学.北京:科学出版社,2018.

16.陈宝定,鹿皎.临床超声医学.镇江:江苏大学出版社,2018.

17.冯艳,王萍,王红霞.实用临床CT诊断图解(第2版).北京:化学工业出版社,2018.

18.胡春洪,吴献华,范国华.放射影像诊断技能学.北京:人民卫生出版社,2016.

19.林晓珠,唐磊.消化系统CT诊断.北京:科学出版社,2018.

20.陈懿,刘洪胜.基础医学影像学.武汉:武汉大学出版社,2018.

21.张卫萍,谢寰彤,甘泉.MRI技术与实验.镇江:江苏大学出版社,2018.

22.江浩.急腹症影像学(第2版).上海:上海科学技术出版社,2017.

23.刘艳君,王学梅.超声读片指南.北京:化学工业出版社,2015.

24.穆玉明.临床超声医学实践.北京:人民卫生出版社,2015.

25.夏瑞明,刘林祥.医学影像诊断学(第3版).北京:人民卫生出版社,2015.

26.徐霖,罗杰,陈平有.实用医学影像学手册.武汉:华中科技大学出版社,2015.

27.陈武凡,康立丽.MRI原理与技术.北京:科学出版社,2018.